DE LA
PUTRIDITÉ MORBIDE
ET DE
LA SEPTICÉMIE

DU MÊME AUTEUR

Des phénomènes psychologiques avant, pendant et après l'anesthésie provoquée. (Mémoires de l'Académie de médecine, tom. XXIX. 1869.)

Des complications cardiaques dans la blennorrhagie. (Archives générales de médecine, janvier 1872.)

Montpellier. — Typogr. BOEHM et FILS.

DE LA PUTRIDITÉ MORBIDE

ET DE LA

SEPTICÉMIE

HISTOIRE DES THÉORIES ANCIENNES ET MODERNES

PAR

Le Dr A. LACASSAGNE

Professeur-Agrégé à la Faculté de médecine de Montpellier
Répétiteur de médecine à l'École du service de Santé militaire ; ancien interne des hôpitaux de Strasbourg
Lauréat de la Faculté de Strasbourg (Prix de médecine, 1866)
Lauréat de l'Académie nationale de médecine (Concours pour le prix Civrieux, 1868).

PARIS
ADRIEN DELAHAYE, LIBRAIRE-ÉDITEUR
Place de l'École-de-Médecine.

MONTPELLIER
C. COULET, LIBRAIRE-ÉDITEUR
LIBRAIRE DE LA FACULTÉ DE MÉDECINE ET DE L'ACADÉMIE DES SCIENCES ET LETTRES
Grand'rue, 5

1872

INTRODUCTION

Neque a veteribus, neque a novis sum,
sed veritate ubicumque invenio, colo.
BAGLIVI.

La matière organique, sous l'influence combinée de l'eau, de la chaleur, de l'air, subit une série de modifications, par suite desquelles elle retourne à l'état de matière inorganique.

Ces phénomènes de décomposition prennent le nom de putréfaction.

Dans l'organisme vivant, les mêmes influences externes agissent sur une substance chimiquement analogue : la substance organisée vivante ; cependant la seule condition de vie suspend les phénomènes de putréfaction.

Il est une série de faits morbides dans lesquels il y a, sinon putréfaction, du moins imminence de putréfaction. Les produits éliminés de l'organisme se putréfient aussitôt après leur issue, ou même dans les cavités naturelles qui les enferment. Abandonné par la vie, l'organisme subit une putréfaction rapide. Des lésions graves et caractéristiques dans les organes et dans leurs fonctions témoignent que l'organisme vivant est lui-même dans des conditions spéciales, aussi bien que le sont ses produits d'excrétion et que le sera sa dépouille inanimée ; ainsi :

Stupeur et adynamie, hémorrhagies diverses, suffusion ictérique, gangrène; comme altération nécropsique : imbibition hémorrhagique de tous les tissus, leur ramollissement, la fonte granulo-vitreuse ou graisseuse de tous les parenchymes. Cet ensemble de symptômes et de lésions a été observé par les médecins de tous les âges, et les noms qu'ils ont reçus aux différentes époques témoignent que l'observation saisissait un rapport d'analogie entre le phénomène morbide lui-même et le phénomène de chimie organique, la putréfaction. Les anciens se servaient plutôt du nom de *Putridité*; nous disons plus communément aujourd'hui : *Septicémie.*

La différence qui existe entre ces deux mots exprime bien le point de vue différent de la science ancienne et de la science moderne : l'une toute appliquée à l'observation du phénomène ; l'autre plus inquiète de la cause : Septicémie indique en effet l'état du sang dans lequel ont été introduites des matières en putréfaction.

Une double notion est donc attachée au fait que l'on désigne du nom de putridité morbide. C'est à l'exposition des différentes solutions qu'a reçues, dans la médecine de tous les âges, cette double question, que notre travail est consacré.

Nous verrons, à une époque où la nosologie n'est point encore une science, les faits de putridité constatés, sans que leur relation avec les diverses maladies soit établie.

Plus tard, lorsqu'une clinique plus savante et principalement occupée des maladies intenses et fébriles, se sera attachée à préciser les faits ; lorsque, d'autre part, les grandes doctrines métaphysiques de la médecine projetteront sur toutes les données positives les lumières de leurs explications *à priori :* la putridité deviendra l'une des bases importantes des classifications méthodiques.

Plus tard encore l'histoire nous montrera la notion de la putridité s'élargissant par l'étude des circonstances au milieu desquelles elle se développe.

Des groupes de faits seront distribués d'après l'étiologie : putridité des pyrexies, putridité traumatique, puerpérale, par empoisonnement septique. Dans chacun de ces ordres de faits nous verrons une investigation, de plus en plus précise à mesure que nous approchons des temps modernes, rechercher la condition immédiate qui régit les phénomènes complexes de la putridité. Nous montrerons ces recherches, ramenant les théories pathogéniques récentes vers une des plus anciennes conceptions, celle qui assimile la putridité au phénomène de putréfaction, voyant dans l'une comme dans l'autre une fermentation.

On doit s'attendre à ce que le progrès d'une pareille doctrine se soit montré subordonné aux progrès de la théorie chimique qui lui sert de type et de support.

Aurons-nous le bonheur de donner l'expression exacte de la vérité actuelle? nous n'osons pas dire de la vérité absolue. Les travaux qui journellement encore nous montrent de nouveaux points de vue et élargissent la septicémie en une doctrine plus importante que ne l'était la putridité ancienne, sont si considérables, que nous ne pouvons avoir cette prétention. Du moins espérons-nous que l'étude historique qui nous est demandée apportera quelques lumières dans la question et légitimera, par la sanction des témoignages de tous les temps, les théories qui aujourd'hui encore sont invoquées comme promettant la pathogénie complète et définitive de la putridité.

Nous pouvons diviser notre sujet en trois grandes périodes :

La première occupe les temps homériques.

La deuxième, Hippocrate, Galien et la longue pression exercée par ces deux génies pendant plus de dix-huit siècles.

La troisième commence après Broussais. Les idées sur la putridité sont renversées et la méthode expérimentale va en se perfectionnant jusqu'à notre époque.

Ces grandes lignes ne suffisent pas, et, pour la compréhension exacte de la marche des connaissances humaines sur ce sujet, nous serons obligé de nous appesantir plus ou moins longuement sur certaines époques.

Toutefois, pour bien saisir la liaison, l'enchaînement de cet exposé, que l'on veuille se rappeler que l'histoire d'une théorie médicale quelconque, et surtout celle de la putridité, est l'histoire de l'humanité elle-même, de son évolution lente et régulière, mais successive et toujours ascendante ; que la pensée associe en même temps la connaissance des lieux où les scènes morbides se passaient, des hommes de l'époque, du milieu social qui les régissait et des idées mystiques ou théologiques auxquelles ils obéissaient.

Tout cela est nécessaire pour avoir l'appréciation exacte, la valeur réelle des théories anciennes ou modernes.

C'est l'avis de tous les critiques ; voici ce que dit M. le professeur Anglada à ce propos (pag. 32, 33)[1] :

« Jugez les auteurs d'après les idées de leur temps, et non selon les idées du nôtre.... jugez Hippocrate avec les idées actuelles, et son vaste génie vous paraîtra souvent à peine à la hauteur d'un esprit vulgaire ; mesurez la chimie de Paracelse à la chimie de M. Dumas, et c'est à peine si vous comprendrez tout le bruit qu'ont fait, dans la science, les inventions du fougueux réformateur. »

[1] Thèse de Concours pour le professorat. 1850.

DE LA

PUTRIDITÉ MORBIDE

AU POINT DE VUE

DES THÉORIES ANCIENNES ET MODERNES

HISTOIRE DE LA PUTRIDITÉ MORBIDE

PÉRIODE THÉOLOGIQUE

TEMPS HOMÉRIQUES[1].

Il est bien évident (et l'histoire le montre d'ailleurs) que les théories sur la putridité ont suivi les fluctuations, les idées diverses que l'on se faisait des humeurs. Dès qu'on a vu un fait, on a cherché à l'expliquer.

« A l'origine, dit Charcot[2], on voit les esprits occupés autant et plus des rapports subjectifs des choses que de leur réalité même ; les produits empiriques de l'observation, à peine acquis, sont rapprochés, éprouvés les uns par les autres, pour en faire

[1] Consulter : Le Clerc ; Histoire de la médecine. Amsterdam, 1702. — Sprengel; Histoire de la médecine (traduit par Jourdan). Paris 1815. — Delioux de Savignac; Principes de la doctrine et de la méthode en médecine. Paris, 1861. — Guardia ; La médecine à travers les siècles. Paris, 1865. — Daremberg ; Histoire des scienc. médicales. Paris, 1870.

[2] Leç. sur les maladies des vieillards, pag. 7.

sortir des théories ou des systèmes. Il y a là, il faut bien le reconnaître, une nécessité de l'esprit humain, et il semble, suivant une expression célèbre de Kant, que nos pensées doivent se fondre dans ce moule uniforme. »

Les maladies épidémiques et infectieuses sévissaient à ces époques reculées avec une rude intensité. La lutte pour l'existence était pénible ; car l'homme a été obligé, toujours et partout, de travailler à rendre la terre habitable. A ces époques, les mythes et les fables semblent remplacer l'histoire. Le Clerc [1] montre même que « l'étymologie des noms n'est qu'un jeu d'esprit et une continuation de la fiction par laquelle on a introduit le Soleil comme l'auteur de la Médecine, sous le nom d'Apollon. En suivant la même allusion, Esculape, que l'on dit être fils d'Apollon, se prend pour l'Air; Hygicia ou Hygéia, c'est-à-dire la Santé, est appelée sa femme, ou, selon d'autres, sa fille, parce que notre santé dépend de l'air que nous respirons, autant ou plus que de toute autre chose. Æglé, c'est-à-dire la Lumière ou son éclat, marque que l'air illuminé et purifié par le soleil est le meilleur de tous. Par Jaso et Panacea, qui sont la même chose que la Guérison et la Médecine universelle, l'on a voulu insinuer que le bon air guérissait toutes les maladies. Romé, qui signifie la Force, et Jaso qui est la même chose qu'Aceso, indiquent aussi que l'on se guérit et que l'on reprend des forces en humant un bon air. »

Après les dieux, les prêtres; après le mysticisme et le fanatisme, les charlatans. Tout restait encore dans le sanctuaire.

Mais les besoins de l'humanité exigeaient plus de praticiens, et bien avant Hippocrate il y eut des écoles médicales laïques à Cos, à Cnide, à Rhodes, à Crotone, à Cyrène. Des familles se transmettaient les connaissances médicales : les ASCLÉPIADES [2] sont une des plus célèbres On les appelait aussi Périodentes, parce qu'ils allaient de ville en ville exercer leur profession.

[1] Hist. de la médecine, pag. 54.

[2] D'Asclépias, qui est le nom grec d'Esculape,

Ces circonstances ou ces conditions permettaient assurément peu de théories. Toutefois, on enseignait dans les écoles, et les maîtres étaient plus philosophes que médecins, plus rhéteurs que savants.

Deux grandes écoles : l'*école Italique*, avec Pythagore; l'*école Ionienne*, avec Héraclite.

PYTHAGORE, esprit ingénieux et subtil, rempli de la science et de la philosophie égyptiennes, eut pour élève EMPÉDOCLE d'Agrigente. Celui-ci expose la théorie des quatre éléments : l'air, le feu, la terre et l'eau ; et des quatre humeurs cardinales : le sang, la pituite, la bile et l'atrabile ; c'est le premier auteur de la doctrine des crases, ou du mélange des humeurs, l'harmonie, c'est-à-dire la santé, maintenant au contact les éléments discordants qui forment le corps.

Après HÉRACLITE, DÉMOCRITE cherche, le premier, à expliquer les épidémies et leur origine.

Mais toutes les subtilités du philosophe d'Abdère furent exagérées par ANAXAGORAS de Clazomène, qui combat EMPÉDOCLE et explique l'harmonie du corps par un phénomène d'affinité.

Quelques précieux renseignements dans Homère et dans la Bible.

Il est parlé de peste dans le premier livre de l'*Iliade*. HOMÈRE l'appelle tantôt *νουσος κακη* (la mauvaise maladie) (V, 10), tantôt λοιμος, peste (V, 61), tantôt *αεικεα λοιγόν*, le triste fléau (V, 456). Le poète donne peu de détails; il apprend qu'elle sévit dix jours, frappa sur les mulets et les chevaux, s'étendit ensuite aux hommes : les bûchers dévoraient constamment les cadavres.

L'histoire rapporte des exemples de peste frappant à la fois les hommes et les animaux ; mais sont-ce là des récits bien authentiques? M. Daremberg [1] fait remarquer que « l'observation moderne constate, il est vrai, la coexistence d'épidémies et d'épizooties; mais on ne voit pas qu'une même affection épidémique ait à la fois décimé les animaux et les hommes. D'ailleurs, il est

[1] La médecine dans Homère, pag. 92.

à peu près impossible qu'une peste aussi terrible ait épuisé sa fureur en une douzaine de jours. Aussi Homère attribue-t-il à Agamemnon tout l'honneur de la disparition du fléau : le roi des hommes rendit Chryseïs à son père Chrysès, prêtre d'Apollon, immola des hécatombes parfaites et fit purifier toute l'armée par des ablutions. De son côté, Chrysès satisfait implora en termes magnifiques le dieu à l'arc d'argent, et les flèches meurtrières d'Apollon furent détournées des enfants de Danaüs. On a voulu voir dans les purifications prescrites par Agamemnon la vraie cause de la cessation de la peste, mais il s'agit ici d'une cérémonie religieuse avec l'eau lustrale qu'on jeta à la mer après les ablutions, et non pas d'une mesure d'hygiène ; à plus forte raison, il n'est dit nulle part, comme le fait entendre M. Malgaigne, que « les soldats jetèrent toutes les ordures du camp à la mer ».

Dans les poèmes homériques et surtout dans l'*Iliade*, il est souvent question des médecins (ιητὴρ, guérisseur). MACHAON et PODALIRE sont appelés médecins habiles; ils sont, par Esculape leur père, élèves de Chiron, qui avait aussi donné des leçons au divin Achille. C'est la première origine de ces familles qui se transmettaient un héritage de connaissances médicales, et dont nous suivrons les traces jusqu'à Hippocrate et même au-delà.

MOÏSE [1] remarqua les grands maux frappant les peuples. Dieu châtie les Pharaons et leur envoie la peste ou les dix plaies d'Égypte : « *Et ecce manus mea erit super agros tuos et super equos et asinos et camelos et boves et oves, pestis valdè gravis.* »

Voilà la fin de la période primitive. Nous arrivons à Hippocrate [2], nous sommes au plus beau temps de la Grèce, au siècle de Périclès.

[1] Moïse, 1750 avant J.-C. — Exode, chap. IX, vers. 3.

[2] Hippocrate naquit à Cos ; il était fils d'Héraclite et de Phénarète (suivant une autre version, de Praxilhée fille de Phénarète). Par son père il descendait d'Hercule, et par sa mère, d'Esculape. Il eut pour maîtres : son père d'abord, puis Hérodicus ou Prodicus, et de plus, suivant d'autres autorités, Gorgias de Leontium, le Rhéteur, et Démocrite d'Abdère, le Philosophe. — (Guardia ; *loc. cit.*, pag. 152.

PÉRIODE MÉTAPHYSIQUE

HIPPOCRATE.

Hippocrate voulut secouer la domination des philosophes.

C'est dans le livre *De naturâ hominis* que se trouve exposée sa doctrine des éléments. S'il admettait les quatre éléments d'Empédocle, il considérait les maladies comme dérivant du manque, de la surabondance, du défaut de proportion des quatre humeurs. Mais à ces idées théoriques, auxquelles il donnait peu d'importance, il ajoutait une foi énorme dans l'observation et l'expérience éclairées par le jugement.

Il place toute maladie : 1° dans les contenants (*partes moventes*); 2° dans les contenus (*partes motæ*); 3° dans les puissances actives (*spiritus influi*), les *énormons*.

Il admet que la crase ou mélange régulier des humeurs constitue la santé, que la dyscrase ou l'état opposé est une condition de maladie.

Dans son étude de la fièvre ardente, il décrit la putridité ; c'est le *causus*, qu'il différencie du *phrenitis* et du *lethargus*...

Dans le § III des *Prénotions coaques*, il étudie les dépôts, crises, spasmes et terminaisons diverses qui surviennent dans les fièvres.

Les symptômes caractéristiques d'un état putride sont aussi décrits dans le livre Ier du *Prorrhétique*, au § IV du livre des *Humeurs* ; et dans le livre VII des *Épidémies*, la femme d'Hermoptolème offre un magnifique exemple d'une fièvre pseudo-continue avec phénomènes putrides ; de même Clazomène. Les traits sont encore plus accusés et plus nets dans le livre III des *Épidémies ;* pas de doute pour Pithion, Hermocrate, l'homme qui logeait dans le jardin de Déalcès... L'explication qui domine est celle de la coction elle-même. « La coction est donc le changement que les humeurs subissent dans le cours d'une maladie, et qui, leur ôtant en général leur ténuité, leur liquidité et leur âcreté, leur donne plus de consistance, une coloration plus foncée, et quelques caractères qui ont été métaphoriquement assimilés au changement produit par la cuisson dans les substances[1].»

Le Clerc[2] fait remarquer qu'Hippocrate avait fait une distinction entre la fièvre ardente, le typhus, et ce qu'il appelle « la maladie épaisse », dans laquelle nous voyons encore les symptômes de putridité expliqués par lui. Elles étaient causées par la pituite et la bile réunies ensemble ou agissant seules, par le phlegme blanc.

D'HIPPOCRATE A GALIEN.

Les SUCCESSEURS D'HIPPOCRATE se perdent dans un humorisme suranné et vide de sens; la philosophie s'était introduite de nouveau dans le domaine médical, et PLATON regardait « les altérations des humeurs comme causes prochaines des maladies. Mais il expliquait ces changements d'une façon toute spéciale, qui se rattachait du reste à son système général. Les chairs fondues par les chocs des atomes triangulaires étrangers (comme cela arrive naturellement dans la vieillesse), fournissent des humeurs qui infectent le sang, le dépravent et lui communiquent des qualités âcres, salées ou amères. Le sang pur devient ainsi de la bile ou du phlegme. La bile provient de la fonte des vieilles chairs, le phlegme résulte de la dissolution des nouvelles. Du reste, il ne voyait, à vrai dire, que bile et phlegme dans la plupart des maladies; la bile est susceptible de s'enflammer, et elle produit alors une foule de maladies aiguës. Le phlegme doux cause des enflures ou des vésicules blanches sur la peau; s'il est mêlé avec la bile ou avec l'urine, il occasionne des érysipèles; quant au phlegme aigre et salé, il est la cause des catarrhes et des fluxions.

[1] Delioux de Savignac; *loc. cit.*, pag. 57; d'après Littré, traduction d'Hippocrate, Introduction, tom. I, pag. 447, liv. I: *De epidem. mal.*, 10.

[2] Le Clerc; Histoire de la médecine, pag. 170.

C'est cette qualité aigre des humeurs qui est la cause des fermentations et des ébullitions [1]. »

Les médecins d'alors suivirent avec engouement cette voie brillamment ouverte par Platon. Les doctrines eurent beau jeu, les théories se multiplièrent : c'est l'école des *Dogmatistes*. Elle brille à Alexandrie avec PROXAGORAS, HÉROPHILE et ÉRASISTRATE. Tout en s'occupant d'études anatomiques, ce dernier lutte contre l'humorisme; les artères sont remplies d'un fluide aérien amené par la respiration; les maladies proviennent de la déviation, de l'erreur de lieu du fluide. Alors le sang remplace celui-ci dans les artères; il y a inflammation, fièvre et ses conséquences.

Des médecins voulurent alors réprimer cette débauche de théories. Rien n'est vrai que par l'expérience (εμπειρια). Ce furent les *Empiristes*. Ils ne reconnaissent que trois façons de s'instruire en médecine : l'observation personnelle ou autopsie, l'observation des autres ou histoire, les inductions tirées de l'autopsie et de l'histoire ou épilogisme.

Avec de pareils procédés et à cette époque, on ne pouvait aller loin. Aussi que nous est-il resté de PHILINUS de Cos, de SÉRAPION d'Alexandrie et d'HÉRACLIDE de Tarente ?

Nous arrivons ainsi à la belle période de la république romaine, au temps de Cicéron. Alors, pour mettre un peu d'ordre et apporter des principes, se présenta un rhéteur, ASCLÉPIADE de Pruse (en Bithynie). Sa thérapeutique doit plaire aux Romains, qui se préparent lentement aux jouissances et aux turpitudes du Bas-Empire. Il supprime les purgatifs et les vomitifs, et dit qu'il faut guérir sûrement, tôt et agréablement. « Jusqu'à Asclépiade, dit Pline, l'antiquité avait tenu bon »; mais le nouvel Esculape s'attaque à Hippocrate lui-même, qui n'avait écrit qu'une méditation sur la mort. Asclépiade fait jouer le plus grand rôle aux solides, aux atomes. Il y a, dans les tissus, des pores qui s'entr'ouvrent et peuvent laisser passer les matières, alors que celles-ci ne devraient pas sortir. Quand il y a santé, les propriétés du

[1] Jaccoud ; Thèse d'agrégation, pag. 13. Paris, 1863.

fonctionnement des solides sont régulières : il y a ευτονια. Dans les états contraires, c'est la maladie : le *strictum* et le *laxum*, le τονος et l'ατονια. La dichotomie est aussi simple que la connaissance des maladies ; elles proviennent toutes du *strictum* ou du *laxum* ; mais cependant quelques-unes peuvent présenter ces deux états : c'est le *mixtum*.

Asclépiade voyait parfois, d'après Cœlius Aurelianus, « *liquidorum atque spiritûs turbatio* ». Cette idée du trouble, de la confusion des sucs ou des matières liquides et esprits, est la première révélation sensible de la putridité. Cette secte ne pouvait à elle seule enseigner : la critique était trop facile, et la concurrence ne se fit pas attendre. Les disciples d'Asclépiade propagent ces doctrines. C'est Thesallus de Tralles, Solanus d'Éphèse, et enfin le dernier représentant Cœlius Aurelianus, à peu près à l'époque de Galien ; mais l'idée mère du *méthodisme* un moment voilée reparaîtra au xviiie siècle avec Cullen, Brown, Rasori et Broussais.

La secte suivante, dite *Pneumatique* ou *secte spirituelle*, s'établit à Rome peu de temps après Thémison. Elle fut fondée par Athénée d'Attalie. Ses disciples dont les noms ont survécu sont : Agathinus, Hérodote, Magnus et Archigène. Celse peut y être rattaché.

Cette secte a pour nous de l'importance, car Athénée est le premier qui ait fait mention de la *putridité des humeurs*. Il avait ajouté un cinquième élément, l'Esprit, lequel recevant quelque altération cause diverses maladies. « Il se rencontre au dedans de notre corps des sucs qui tiennent de la nature des poisons, aussi bien qu'il s'en trouve dehors ; et on voit des maladies naturelles accompagnées des mêmes accidents que ceux que causent les poisons, qui font rendre les mêmes matières que l'on vomit dans les fièvres [1]. » Et « s'il arrive que le chaud se lasse ou se fatigue en faisant ses fonctions ordinaires, il se change en âcre et en ignée, et toutes les humidités et les humeurs deviennent bile ».

Archigène et sa secte dite l'*Éclectique* ou *épisynthétique* conserva

[1] Le Clerc ; *loc cit.*, pag. 109 et 210.

la notion de putridité due à Athénée, et l'appliqua définitivement à la doctrine des premiers dogmatiques grecs [1].

Jusqu'ici le lecteur a dû s'apercevoir que les rêveries philosophiques étaient largement compensées par les spéculations médicales. Hippocrate a montré les changements dans les liquides au point de vue des modifications morbides; Athénée les a qualifiées de putrides.

Les poètes eux-mêmes, impressionnés par les nombreuses et terribles épidémies pestilentielles, décrivent leurs symptômes. Il est impossible de trouver un tableau plus exact de l'état putride que celui que donne Lucrèce [2].

. . . .
Spiritus ore foras tetrum volvebat odorem
Raucida quo perolent projecta cadavera ritu.
. . . .
Tenuia sputa, minuta, croci contincta colore
Salsaque, per fauces raucas vix edita tussi.
. . . .
Ulceribus tetris, et nigra proluvie alvi.
. . . .
Corruptus sanguis plenis ex naribus ibat;
Huc hominis totæ vires corpusque fluebat.
. . . .

Virgile expose aussi au livre III des *Georgiques* les causes qui donnèrent lieu à la peste;

Et Ovide [3] explique la peste qui dépeupla entièrement l'île d'Égine par des chaleurs excessives qui corrompaient les eaux, souillées en même temps par le venin des serpents.

Que va nous donner le médecin de Pergame, celui que l'on a appelé le père de l'Humorisme?

[1] Jaccoud; *loc. cit.*, pag. 18.

[2] *De naturâ rerum*, 6e liv., vers 1131 et suiv., trad. Lagrange.

[3] 7e Métam., vers 530 et suiv.

GALIEN.

Assurément ce serait nous écarter de notre sujet, de présenter ici la doctrine entière de Galien. Il est cependant indispensable de montrer la partie de celle-ci qui a rapport à la putridité. Galien a dominé tout le moyen-âge, et jusqu'à Paracelse et van Helmont toutes les théories sont subordonnées à ses préceptes.

Logicien subtil, encyclopédiste de premier ordre, écrivain habile, observateur attentif, tel est Galien. On peut lui reprocher sa tendance à la généralisation, ses points de départ défectueux, ses idées systématiques. Il n'a pas su imiter la sagesse d'Hippocrate qui, tout en montrant la théorie de l'École : la coction, les métastases, les crises, en cherchant à les éclairer par l'observation, s'abstenait de toute idée préconçue dans les applications thérapeutiques. C'est ainsi qu'il a mérité le titre de Père de la médecine.

Galien voit trois classes de maladies[1] :

1° Celles des parties similaires; 2° celles des parties organiques ou instrumentales; 3° celles qui sont communes aux unes et aux autres.

« Le premier genre résulte de l'intempérie, c'est-à-dire de l'excès ou défaut dans les qualités des éléments. Cette intempérie peut exister dans deux conditions : 1° sans matière, s'il y a dans la partie uniquement plus de chaleur ou de froid... qu'elle n'en doit avoir ; 2° avec matière, lorsque, indépendamment de cette circonstance, il se joint une humeur, telle que le sang ou la bile, qui vient congestionner l'organe atteint d'intempérie.

» En outre, l'intempérie est simple si une seule qualité domine; composée, si elle résulte du mélange de deux quantités ; égale, si toutes les parties du corps ou d'un organe sont dans le même état; inégale, si ses diverses portions sont affectées d'intempérie différente.

[1] Lassalvy ; Thèse de concours. Montpellier, 1850.

» Les humeurs pèchent par surabondance : c'est la pléthore ; par les vices de leur composition : c'est la cacochymie. Celle-ci arrive quand les humeurs deviennent plus chaudes ou plus froides, plus sèches ou plus humides, plus âcres, plus aigres, plus douces, plus salées qu'elles ne doivent être ; en un mot, quand elles acquièrent des qualités étrangères et nuisibles qu'elles n'avaient pas auparavant.

» La pléthore est de deux sortes : par rapport aux forces, par rapport aux vaisseaux.

» Mais si, dans ses principes généraux de pathologie, Galien paraît plutôt éclectique qu'humoriste, il n'en est pas de même dans sa pathologie spéciale, où l'humorisme coule à pleins bords. Ainsi, les fièvres continues sont le résultat d'une altération de la bile; la fièvre quotidienne est l'effet d'un état putride de la pituite; la tierce, d'un état pareil de la bile jaune ; la quarte, de la putridité de l'atrabile [1]. »

Il distinguait les quatre humeurs d'Hippocrate. — Quatre éléments rentrent dans la composition du corps : le feu, l'eau, l'air et la terre. Le feu est chaud, l'air froid, l'eau humide, la terre sèche, et ces simples propriétés premières des éléments sont leurs qualités primitives. Dans le corps, à cause des combinaisons diverses, les éléments prennent des qualités composées ou secondes. Chaque individu a un mélange spécial qui lui est propre, c'est là son tempérament. Alors chaque particule du corps d'un être est distincte de toute autre et a une action qui lui est propre ; telle particule est plus chaude, telle plus froide... Ce sont là les qualités binaires du chaud sec, du chaud humide, du froid sec, du froid humide. D'où autant de tempéraments qu'il y a de combinaisons possibles des quatre qualités premières.

Quelle imagination ! Encore quelques mots sur les esprits : c'est une matière fort subtile venue de l'atmosphère ; elle se mélange avec des vapeurs que le foie a séparées et transportées au cœur ; alors il se forme des esprits vitaux. Si le mélange se

[1] Lassalvy ; *loc. cit.*

fait dans le cerveau, ce sont des esprits animaux qui prennent naissance.

Voilà donc la signification, pour Galien, du mot *putridité* : c'est toute altération capable de produire la fièvre, c'est toute altération des humeurs. La putridité a lieu chaque fois qu'une humeur en stagnation est exposée à une haute température sans s'évaporer [1].

C'est pourquoi la suppuration et même le sédiment des urines sont des preuves de putridité [2].

« Dans chaque fièvre, il existe une espèce de putridité qui développe une chaleur contre-nature, laquelle devient cause de la fièvre, parce que le cœur, et par suite le système artériel, y prennent part. Toutes les fièvres proviennent d'une dégénérescence des humeurs, à l'exception de l'éphémère, qui tient à une affection particulière du pneuma. Parmi les fièvres intermittentes, Galien attribue la quotidienne à l'altération de la pituite, la tierce à celle de la bile, et la quarte à la putrescence de l'atrabile. Cette dernière humeur étant plus difficile à mettre en mouvement, c'est aussi elle qui exige le plus de temps pour provoquer l'accès [3]. »

DÉBUTS DU CHRISTIANISME. — LES ARABES.

Galien était mort vers l'an 201 de l'ère chrétienne. Depuis cette époque jusqu'à la *Renaissance*, les siècles vont se suivre et se sembler, et les idées des médecins concernant la putridité ne seront pas sensiblement modifiées. Le style de Galien était trop bien apprêté, sa logique (celle d'Aristote) trop habile, pour ne pas séduire les théoriciens de l'Europe.

Le Christianisme ouvrait une nouvelle voie aux tendances mo-

[1] *De diff. feb.*, lib. III, pag. 377. — *Meth. med.*, lib. IX, pag. 115.

[2] *Comm.* 3, in lib. *Epid.*, pag. 432.

[3] Bibliographie sur Galien (131 ap. J.-C. — 201) Le Clerc. — Sprengel. — Daremberg ; Œuvres de Galien. Paris 1854, 2 vol. — Guardia ; Ouvrages déjà cités.

rales : l'homme avait besoin de croire. — La perte de la liberté et la forme despotique du gouvernement romain plongeaient l'esprit dans l'inactivité et la paresse. Il était tel qu'il le fallait pour voir éclore la superstition, la magie et l'alchimie, auxquelles devaient donner un attrait nouveau une civilisation orientale et des idées byzantines.

Très-souvent les évêques rivalisaient avec les médecins païens pour opérer des cures merveilleuses et propager leur religion par cette pieuse supercherie. On avait recours aux exorcismes. Il fallait chasser le diable comme les maladies les plus graves, et la lèpre, la peste, étaient des punitions de Dieu.

Les idées désordonnées des magiciens et des astrologues étaient telles que l'empereur Dioclétien(284 ap. J.-C.) ordonna de brûler les livres qui traitaient *de la chimie de l'or et de l'argent.*

Quelques médecins grecs attirés à Rome, tout en restant esclaves du Galénisme, semblaient adopter les idées nouvelles et montraient leur tendance au merveilleux : ainsi, ORIBASE[1], AETIUS[2] qui admet la théorie des fièvres de Galien et pense que les accidents putrides proviennent de la bile altérée ou de la pituite corrompue.

ALEXANDRE DE TRALLES[3], le meilleur de ceux-ci, admet qu'une foule de maladies sont produites par l'épaississement, le trouble ou le mouvement désordonné des esprits.

Ces trois médecins établissent la transition avec les Arabes. Maintenant, l'alchimie va reluire dans toute sa splendeur, et la brillante imagination des fils du Prophète va donner aux médecins arabes des interprétations mystérieuses et symboliques. Quelques-uns d'entre eux furent célèbres, et AVICENNE éclipsa momentanément Galien, dont les écrits ne pouvaient soutenir la discussion.

[1] Oribase, né en 360. — Édition de Bussemaker et Daremberg. Paris, 1851.

[2] Aétius d'Amide, dit de Constantinople, né en 543. — Œuvres traduites par Cernarius. — Collection des *Artes medicæ principes*. Paris, 1567.

[3] Alexandre de Tralles, né en 560. — *Libri medicinales*, XII. Paris (*editio princeps*), 1548.

D'abord un prêtre d'Alexandrie, AHRUN, contemporain de Paul d'Égine, désigna, dans ses *Pandectes*, la fièvre nerveuse lente (décrite plus tard par HUXAM) sous le nom de *fièvre phlegmatique*. RHAZÈS [1] dit que les fièvres putrides débutent le plus souvent par des symptômes provenant de la présence de crudités dans l'estomac, et qu'alors le pouls est toujours petit et serré.

AVICENNE, surnommé le prince des médecins, tient dans le moyen âge une aussi grande place qu'Aristote et Galien[2].

Un esprit plus original fut AVENZOAR[3]. Ses idées, dit Sprengel, sur la cause qui conserve la vie et le mélange régulier des humeurs, malgré leur tendance à la putréfaction, sont d'autant plus remarquables, qu'à cet égard il semble avoir tracé la route à l'immortel Stahl.

DU XIIIe SIÈCLE A LA RENAISSANCE.

Nous voici arrivés au XIIIe siècle ; c'est la période la plus sombre du moyen âge. De grandes maladies épidémiques ont frappé tous les pays. L'explosion éruptive du VIe siècle a répandu la terreur[4] ; le nombre des léproseries allait croissant. Les fidèles partaient pour les croisades au cri de « Dieu le veut ! », et les

[1] Il introduit en médecine les quatre causes de l'École péripatéticienne : la matérnelle, la formelle, l'agissante et la finale. Il admet trois causes de maladies : l'antécédente, l'originaire et l'arrivante ou jointe, ce que nous appelons aujourd'hui causes prédisposantes, occasionnelles et prochaines. Il divisa les facultés naturelles en administrantes et administrées. Il comprit les humeurs comme Galien, mais divisa d'une manière particulière les humeurs nutritives qui ne doivent pas être expulsées, comme la bile, la pituite et l'atrabile. Une d'elles pénétrait (disait-il) les parties sous forme de rosée, et leur fournissait le principe nutritif. C'est là l'origine de cette rosée qui va jouer un si grand rôle dans les rêveries de l'alchimie.

[2] Avicenne (Ebn-Sinna), né en 978. — Voyez : Amouroux ; Essai historique et littéraire de la médecine des Arabes. Montpellier. — Leclerc ; Sur la médecine des Arabes (Gaz. méd. de Montpellier, 1854).

[3] Avenzoar mourut en 1161 ou 1162. — Ses livres furent traduits en hébreu par le juif Jacob, et en latin (1281) par un médecin de Venise : Paravicini

[4] Anglada ; Traité des maladies éteintes et des malad. nouvelles. Paris, 1869.

prêtres pratiquaient la médecine par des prières et des conjurations dont les moines, formés sur le modèle des *Esséniens* et des *Thérapeutes*, étaient déjà en possession [1]. C'est l'époque où brillèrent deux écoles célèbres : celle du *Mont Cassin* [2] et celle de *Salerne*, dirigées par des bénédictins.

Ce siècle est remarquable par les idées subtiles et oiseuses que tous les savants, imbus d'Aristote, de Galien, d'Avicenne, leurs maîtres infaillibles, prodiguèrent sur toutes les questions.

Gilbert d'Angleterre [3] est un des premiers qui s'occupe de notre sujet. Il admet les quatre humeurs et la saveur de celles-ci; mais il pense [4] que la putridité hors des vaisseaux sanguins n'a lieu qu'à l'égard de la qualité de ces humeurs.

Au XIVe siècle, la chimie va être mieux cultivée.

Voici d'abord Raymond Lulle [5], qui reconnaît pour son maître Arnaud de Villeneuve [6], l'auteur du *Rosaire des philosophes*, et accusé d'avoir voulu former un homme avec de la semence mise dans une cucurbite de verre avec certaines drogues. Il connaît trois espèces de fièvres. « La première espèce, ou la plus bénigne, provient d'un phlegme putride dans les vaisseaux et d'une bille altérée hors de ces organes ; elle est presque toujours accompagnée d'état comateux et de stupeur. La seconde a pour cause un phlegme altéré hors du système vaculaire et une bile altérée dans son intérieur ; elle se caractérise par un froid violent et une urine rouge. La troisième, enfin, résulte d'une atrabile putride hors des vaisseaux et d'une bile altérée dans leur intérieur ; elle dure quarante-huit heures, tandis que la seconde se prolonge vingt-six et la première dix-huit heures [7]. »

[1] Sprengel ; *loc cit.*, pag. 344.

[2] Fondée par saint Benoit de Murcie, au VIe siècle.

[3] Sprengel ; *loc. cit.*

[4] F.-9-6 d'après Sprengel.

[5] Né à Majorque en 1235.

[6] Consultez Astruc : Histoire de la Faculté de Montpellier, lib. III, pag. 151. Cet auteur croit que Arnaud régenta à Montpellier de 1285 à 1308.

[7] Sprengel ; *loc. cit.*, pag 441.

Il faut mentionner TORRIGIANO, qui porte aussi le nom de PLUSQUAM COMMENTATOR : il avance que la putridité des humeurs pourrait bien ne pas produire la fièvre [1]; et BERNARD DE GORDON, qui commença à enseigner à Montpellier en 1285 [2]. Il publie en 1305 son *Lilium Medicinæ,* et donne une grande importance à la chimie [3]. Les humeurs sont douées de mouvements aux diverses heures du jour ; la nature les provoque pour que le sang ne soit pas altéré par la vapeur[4].

LE XVIe SIÈCLE. PARACELSE, VAN HELMONT. — CHIMISME.

Jean FERNEL[5] mérite le nom de réformateur. Il veut chercher les causes des maladies dans le corps et non dans les humeurs altérées par l'affection.

Peu de temps après, A. Paré[6] dit que la fièvre putride n'est autre chose qu'une intempérie chaude et sèche, allumée dans le cœur par le moyen de quelque humeur qui se pourrit dans le corps. D'après les lieux où les humeurs se pourrissent, il voit deux sortes de fièvres putrides : l'une continue, l'autre intermittente. — Il les divise aussi d'après la diversité des lésions. Leur cause efficiente est une corruption qui arrive aux corps mixtes, composés de quatre éléments, par le moyen de la chaleur, laquelle, au lieu de régir les humeurs, se laisse maîtriser par elles, à faute d'une suffisante éventilation et évaporation.

PARACELSE [7] voit cinq principes générateurs de toute maladie; ce sont les *Entia*. Aux quatre éléments, il substitue le sel, le

[1] Vient à Paris de 1306 à 1341 ; se fait Chartreux. Les Chartreux vendent ses ouvrages à Dinus de Garbo, et, dit Sprengel, il jouit d'un si grand crédit au XVe siècle, que tous les trois ans on faisait, dans les Académies, des cours pour l'expliquer aux élèves.

[2] Voy. Astruc ; *loc. cit.*, pag. 176.

[3] Comme le montre son Traité des urines.

[4] Voy. Sprengel ; *loc. cit.*

[5] Né en 1497, mort en 1558. — Ses œuvres ont été imprimées à Paris en 1567.

[6] Ch. XII, tom. III. Œuvres compl. de A. Paré, par Malgaigne, pag. 98 et suiv.

[7] Né en 1498 ; professeur à Bâle, il brûle au pied de sa chaire les œuvres de Galien et d'Avicenne.

soufre, le mercure; c'est la première invasion de la chimiâtrie.

Vers la fin du xve siècle, Hercule SASSONIA[1], puis ARGENTIER[2] publient des traités *in extenso* sur la putridité. JOUBERT[3] offre une doctrine qui produit une grande sensation. Il avance que la putréfaction ne saurait avoir lieu dans le corps de l'homme, et que les fièvres dites putrides tiennent, non pas à une véritable putridité, mais à l'effervescence des humeurs. Et enfin CARDAN[4] dit que la fièvre putride provient de l'échauffement du sang et de l'altération des humeurs qui s'en séparent, car ce fluide lui-même ne saurait tomber en putréfaction.

La chimiâtrie de Paracelse allait être élevée à la hauteur d'un système par VAN HELMONT[5]. Il est humoriste, mais non comme Galien, car il cherche à pénétrer la composition des humeurs. — Il ne croit pas à l'idée de putrescence du sang pendant que celui-ci circule dans les vaisseaux. — Quelque temps après, François SYLVIUS DE LE BOÉ (1614-1672) introduit définitivement la chimie en médecine. Le premier, il emploie le mot *âcreté* pour désigner la prédominance des éléments chimiques dans les humeurs: ce sont ces âcretés qui causent les maladies. Il fait jouer le plus grand rôle aux fermentations. Ce système fut adopté avec enthousiasme, et enseigné en Angleterre par Thomas WILLIS[6], à Montpellier par VIEUSSENS[7], qui cherchait à démontrer la présence d'un esprit acide dans le sang.

Il eut pour principaux antagonistes Jean BOHN, Frédéric HOFFMANN, le digne rival de Stahl, et Hermann BOERHAAVE.

Avant de terminer cette période, mentionnons spécialement CHIRAC[8]. Après de nombreuses autopsies où il a constaté l'in-

[1] *De febrium putridarum signis et symptomatibus*, in-12. Francof., 1600.

[2] Argentier, de Castel-Nuovo en Piémont (1513-1572).

[3] Laurent Joubert (1529-1583). — Œuvres impr. à Lyon. 1582.

[4] Cardan (1501). — Œuvres publiées à Lyon en 1663. 10 vol. in-fol.

[5] Né à Bruxelles en 1577.

[6] Thomas Willis (1622-1675).

[7] Raymond Vieussens (1641).

[8] Chirac; Traité des fièvres malignes et des fièvres pestilentielles qui ont régné à Rochefort en 1694.

flammation du cerveau et des organes digestifs, il conclut que la fièvre maligne doit dépendre de la phlogose et de l'inflammation du cerveau. C'est la première tentative de localisation ; elle passe inaperçue pour se réveiller avec Broussais.

CHIRAC, de Montpellier, eut plus tard parmi ses successeurs dans cette école un professeur qui essaya, vers la fin du siècle dernier, de faire revivre la chimiâtrie ; ce fut J.-T. BAUMES [1]. Il désignait les effets putrides du nom d'*azoténèses*, parce qu'il pensait que ces maladies consistaient dans la prédominance de l'azote.

Voilà l'expérimentation dans l'enfance. Mais les savants se mettent à l'œuvre, et on verra les résultats que donne cette école au XIXe siècle.

DIFFÉRENTES ÉCOLES DU XVIIe ET DU XVIIIe SIÈCLE.

SYLVIUS avait produit une grande impression ; les idées philosophiques nées des systèmes de Descartes, Bacon, Locke, Leibnitz, amenaient successivement des idées nouvelles dans les esprits. De grands génies, tels que BORELLI, BOERHAAVE [2], STAHL, F. HOFFMANN, HALLER, se mettaient à la tête de mouvements divers et entraînaient des élèves. De là différentes écoles.

Comment chacune d'entre elles comprit-elle la putridité ?

L'école *iatromathématique*, avec BORELLI, n'y attacha d'abord pas une grande importance. François BOISSIER DE SAUVAGES [3] l'étudie dans les fièvres continues ; il distingue la continue putride ou *synochus* et la continue maligne ou *typhus*. Pour la putride, il montre que c'est le synochus de Galien ; la continue pu-

[1] Baumes ; Considérations sur les causes qui font dégénérer en malignes les fièvres bénignes. Mémoire 1, dans les Annales de la Faculté de médecine de Montpellier.

[2] Boërhaave (*De febribus*) compare la putridité à la fermentation putride. Il admet ; 1o une dissolution totale dans les fluides, se réfléchissant ensuite sur les solides ; 2o un dégagement de substances alcalines ; 3o une odeur fétide. C'est donc le résultat d'une fermentation intérieure.

[3] 1706-1767. — Nosologie méthodique, traduite par Gouvion, tom, II, pag. 458 et 483. Lyon, 1772.

tride de *Lommius*, la fièvre putride de *Rivière*. « Quant à moi, dit-il, je mets une grande différence entre ce que l'opinion a imaginé au sujet des causes et ce que l'observation nous en a appris, et je prétends qu'on ne doit pas distinguer les espèces par les causes, mais seulement par les symptômes. Peu importe à l'histoire des fièvres que nous sachions comment elles sont entretenues par la corruption ; cela ne regarde que leur connaissance philosophique, dont l'histoire peut très-bien se passer. Les modernes se permettent ce qu'ils ne permettraient pas au moindre botaniste : ils veulent que l'histoire qu'il nous donne des plantes soit fondée sur le témoignage des sens plutôt que sur les caprices du raisonnement.»

Quelles sont les théories de STAHL et de cette *école* dite *Dynamique* sur la putridité ?

D'après STHAL[1], jamais on ne doit avoir égard à l'âcreté des humeurs et surtout à l'altération de la masse du sang, lorsqu'il s'agit d'expliquer les maladies. La rapidité de ces humeurs ne leur laisse pas le temps d'agir. La nature ou principe actif de la vie est affectée dans les maladies ; elle réagit contre les causes ennemies, excite des congestions, des excrétions, et guérit ainsi les maladies. Tous les accidents des fièvres sont les preuves de l'excitation, de la tonicité, qui a pour but d'expulser les causes morbifiques et de rétablir la santé. La nature commet des erreurs, parce que la matière morbifique est trop abondante, que les forces sont trop peu énergiques. Alors il y a des effets funestes (Sprengel).

BORDEU [2] lutte contre l'invasion de la chimie dans le domaine médical. Il explique la multiplication des principes contagieux dans le corps. Les miasmes et les virus sont les produits des humeurs animales : ils peuvent se régénérer lorsque les organes

[1] Stahl (1690-1734).

[2] Bordeu (1722-1776); Recherches anatomiques sur la position des glandes. Paris, 1751. — Recherches sur le tissu muqueux. Paris, 1766. — Analyse médicinale du sang. — Recherches sur les maladies chroniques. — Œuvres complètes publiées par Richerand.

se trouvent dans une certaine prédisposition, et il n'est pas besoin d'admettre leur passage dans la masse du sang pour en concevoir les progrès (Sprengel).

Barthez[1] étudie cette question : Il faut remarquer que dans les fluides il y a des phénomènes que la physique et la chimie ne peuvent pas expliquer: les phénomènes vitaux ; ceux-ci sont sous l'influence du principe vital ; quelle que soit la nature de ce principe, il y a harmonie des mouvements des solides et des fluides. « Lorsque[2] les procédés des fermentations spécifiques vitales du sang et des humeurs ont moins de durée que dans l'état naturel, la dégénération putréfactive se joint dans le corps même à cette fermentation vitale affablie, et produit, suivant le degré de sa rapidité, ou des fièvres putrides universelles, ou le scorbut. — Dans les maladies putrides générales et scorbutiques, la colliquation ou fonte des humeurs est souvent précédée et communément accompagnée d'une dégénération muqueuse » ; — et[3] «dans les fièvres aiguës putrides, la liberté des conduits excrétoires, qui est nécessaire pour les évacuations critiques, n'a lieu qu'après que la coction est achevée dans la masse des humeurs ou dans une partie de cette masse.»

A côté des dynamistes plaçons F. Hoffmann[4]. Il fait consister la putridité dans tout ce qui peut déranger ou suspendre les mouvements du cœur et l'impulsion du sang. « Si cet organe, dit-il, jouit de toute l'intégrité de ses mouvements, si le sang circule avec facilité, la vie se soutient et la sante est parfaite ; mais si son action diminue, si le sang ne s'élance pas avec force, si les humeurs languissent, elles arrivent bientôt dans une dissolution parfaite, et les parties sont livrées à la putridité.»

[1] Barthez (1734-1806) ; Nouv. élém. de la Science de l'homme, tom. I, chap. VII, pag. 224 et 257. — 2e édition, 1806, tom. II, pag. 181-187, note 8, pag. 95.

[2] Pag. 241.

[3] Pag. 253.

[4] 1660-1742. — Les œuvres publiées à Genève en 1740. — *Medicinæ rationalis systema*. — *De putriditate*. — Son système mécanico-dynamique découle de Glisson et de la métaphysique de Leibnitz.

Guillaume Cullen, professeur à Édimbourg, combina les opinions de F. Hoffmann avec l'irritabilité de Haller. Dans sa théorie des fièvres, il part de ce principe que toutes ces affections sont débilitantes.— Les solides ont toute prépondérance, il néglige presque complètement les liquides.

Selle étudie, dans ses *Éléments de pyrétologie méthodique*[1], les fièvres putrides. Il en distingue un grand nombre, et pour lui la putridité semble tenir à un vice, soit dans les fluides, soit dans les solides, sous l'influence d'une cause externe ou par le concours de plusieurs causes éloignées.

Bellingheri est aussi solidiste que Cullen, et montre que tant que les humeurs circulent, elles ne sont pas putrescibles.— Les causes d'altérations des humeurs agissent d'abord sur les parties solides dont l'affection entraîne consécutivement la dégénérescence des fluides.

Grimaud[2], que Sprengel a rangé parmi les médecins qui avaient admis l'irritabilité de Haller, suppose un principe de réaction dans le corps. Les vices des humeurs ne sont pas produits par l'affection primitive des solides, car il y a harmonie d'action du principe vital à la fois sur les solides et sur les parties fluides.— Les fièvres putrides générales supposent une altération profonde dans la faculté digestive.— Toutes les descriptions qu'il en donne sont, à la fois, précises et exactes. Le *Traité des fièvres* de Grimaud est digne de l'attention de tous les observateurs.

L'HIPPOCRATISME AU XVIIe ET AU XVIIIe SIÈCLE.

Des esprits plus originaux ne se lièrent à aucune école, n'épousèrent aucun système. Il nous serviront de transition, et c'est après eux que nous étudierons l'*école Expérimentale*.

Parmi les plus illustres qui ont traité de la putridité, nous trouvons :

[1] Pag. 23 et suiv.

[2] Cours de fièvres, 2e édit. Montpellier, 1815.

Sydenham[1]. Fidèle aux traditions hippocratiques, il étudie avec soin les constitutions médicales, épidémiques, atmosphériques ; il cherche à secouer les théories chimiatriques et galéniques qui régnaient à son époque. Ses ouvrages renferment des observations précises et sincères. Mais, tout en se défendant d'admettre les systèmes *à priori* si en honneur au XVIIe siècle, il ne peut toujours se garantir d'explications plus ou moins hypothétiques. C'est ainsi qu'après avoir déclaré que « la médecine, appuyée sur de vains systèmes, est plutôt un art de discourir que de guérir » (pag. XVI, Préface), il n'hésite pas à affirmer que « si les humeurs se trouvent retenues dans le corps plus longtemps qu'il ne convient, la nature ne pouvant les atténuer ni les évacuer, ou bien si elles contractent un état morbide... elles ne manquent pas de s'altérer essentiellement, d'acquérir une qualité qui se manifeste par des symptômes propres et particuliers ; quoique ces symptômes semblent venir, ou de la nature de la partie que l'humeur occupe, ou de la nature de l'humeur même avant qu'elle eût subi cette altération, ils sont néanmoins les effets du vice essentiel que l'humeur a contracté depuis peu.»

Après avoir déclaré que nous ne connaissons nullement la disposition morbifique de l'air qui engendre certaines fièvres pestilentielles ou malignes, « sujet sur lequel de prétendus philosophes, également orgueilleux et insensés, débitent mille niaiseries », Sydenham n'hésite pas à considérer toutes les fièvres, et même la peste, dont il décrit d'ailleurs si nettement les symptômes, comme des maladies purement inflammatoires : « La peste est une fièvre d'un genre particulier, et qui vient d'une inflammation des parties les plus spiritueuses du sang, lesquelles, en raison de leur ténuité, semblent être fort proportionnées à la nature très-subtile de cette maladie. Si donc le virus pestilentiel se trouve au plus haut point de subtilité où il puisse être, comme on le voit dans le commencement et dans la force d'une constitution épidémique, il dissipe tout à coup la chaleur naturelle et

[1] Sydenham (1624-1629) ; Encyclopédie des sciences médicales. Paris, 1835.

enlève même promptement les malades, laissant leurs cadavres tout couverts de taches de pourpre, à raison de la fonte et de la dissolution entière qu'a causée au sang la violence du combat intérieur[1].» Il en serait de même pour l'érysipèle, « fièvre continue causée par la corruption et l'inflammation de la partie la plus fine du sang, dont la nature cherche à se délivrer en la déchargeant sur quelque partie extérieure du corps où elle forme une tumeur, ou plutôt une grande tache rouge[2] ».

Cependant, dans l'étude de la petite vérole[3], l'Hippocrate anglais admet une véritable infection putride due aux particules de pus qui seraient à ce moment résorbées. « La fièvre qui survient le onzième jour de la petite vérole confluente est, dit-il, une maladie entièrement différente de la petite vérole même, de la fièvre qui précède l'éruption, ou de celle qui produit quelquefois l'inflammation des pustules. Cette nouvelle fièvre n'est autre qu'une fièvre putride proprement dite. Elle doit son origine aux particules de pus que fournissent les pustules alors en suppuration, et qui, repompées dans le sang, l'infectent par leur qualité virulente et nuisible[4].» « L'abondance extraordinaire du pus, les vapeurs putrides qui fournissent alors une infinité de pustules, constituent le grand danger de la petite vérole confluente. Ce pus et ces vapeurs putrides, rentrant dans le sang, l'infectent et le corrompent, allument la fièvre et accablent la nature.»

On comprend les dangers de semblables théories, Sydenham, qui a si bien décrit la petite vérole, la fièvre dite pestilentielle, et même une fièvre qui ressemble à la fièvre typhoïde ; Sydenham[5], qui a si bien constaté l'utilité des évacuations, des délayants froids et aqueux, etc., tombe lui-même dans une singulière exagération en recommandant de traiter la plupart des fièvres

[1] Pag. 68.

[2] Pag. 68.

[3] Dissertation sur la fièvre putride ou secondaire, qui arrive dans la petite vérole confluente.

[4] Pag. 231.

[5] Nouvelle sorte de fièvre qui parut en 1685, *loc. cit.*, pag. 167.

dites putrides par la saignée, les purgations et la petite bière.

PRINGLE[1]. Bien qu'il eût été vivement attaqué en 1760 par de Haën, et accusé d'avoir copié Sydenham, Pringle mérite encore toute la considération dont il jouissait comme médecin général des armées du roi d'Angleterre. Ses *Observations sur les maladies des armées dans les camps et dans les garnisons*[2] ont reçu dans tous les pays un accueil des plus favorables. Son traité de la *Fièvre des hôpitaux et des prisons*, ses expériences *sur les substances septiques et antiseptiques*, seront consultés avec fruit par tous ceux qui veulent se faire une idée précise des doctrines régnantes au milieu du XVIIIe siècle. Pringle étudie avec soin les *maladies qui proviennent d'un air putride*. Il range dans cette classe les maladies provenant de l'eau corrompue par les marais, des excréments qui sont autour des camps pendant les chaleurs, de la paille qui se pourrit dans les tentes, enfin de l'air que l'on respire dans les hôpitaux pleins de gens incommodés de maladies putrides. Il fait remarquer que les miasmes produits par les marais sont composés non-seulement de particules aqueuses mais encore d'exhalations putrides produites par une innombrable quantité de plantes et d'insectes qui y meurent et qui y pourrissent. « On comprend dès-lors, dit-il, pourquoi les maladies dont se trouvent affectés ceux qui respirent cet air, sont d'une nature putride et maligne. On comprend aussi comment on pourra prévenir ces maladies. »

La fièvre d'hôpital ou de prison est étudiée au point de vue de son origine, de ses symptômes, du pronostic, des dissections et du traitement.

Nous ne pouvons citer ici tous les faits importants signalés dans ce mémoire. Nous mentionnerons donc seulement une étude très-approfondie des éruptions décrites sous le nom de pétéchies, l'indication des lésions observées du côté de l'encéphale et des intestins, la comparaison établie entre ces maladies des prisons

[1] Reçu docteur à Leyde en 1760.

[2] Ouvrage dont la troisième édition parut en 1752.

et des hôpitaux et les fièvres pestilentielles et pétéchiales, enfin et surtout l'étude des causes de ces maladies pestilentielles : « Je conçois, dit Pringle, bien que ce qui va suivre ne doive être regardé que comme des conjectures, je conçois que les miasmes ou ferment septique, composés des émanations des substances putrides, étant admis dans le sang, en peuvent corrompre la masse entière. La dissolution du sang et quelquefois même son odeur, les taches livides, les pustules et les mortifications, qui sont si communes à cette maladie, servent de preuve à ce que j'avance.... Si cependant la putréfaction était le seul changement qui s'opérât dans le corps par la contagion, il serait aisé de guérir ces fièvres, dans quelque période que ce fût, en faisant usage des acides et des autres antiseptiques ; mais comme nous avons observé que, la maladie étant une fois formée, elle ne peut se guérir de cette manière seule, il paraît par conséquent probable que quelques parties du cerveau ou le système nerveux s'enflamment de bonne heure, et que la fièvre est entretenue par cette inflammation du cerveau ».... « Les fièvres que, dans les dernières années, on a communément, quoique improprement, appelées *nerveuses*, paraissent appartenir quelquefois à la classe des maladies inflammatoires, et quelquefois à celle des maladies d'automne.... Mais quelle que soit la cause de ces fièvres, si elles se terminent par des taches pétéchiales, des sueurs putrides, ou bien si elles deviennent contagieuses, on peut sans risque conclure de là que les humeurs sont devenues putrides, ou, en d'autres termes, que ces fièvres se sont changées en une fièvre d'une nature pestilentielle qui approche beaucoup de celle des hôpitaux et des prisons.»

Pringle évite avec soin la dénomination de fièvres qui ne donnent pas de leur nature une idée claire et exacte ; c'est ainsi qu'il supprime les dénominations de fièvres *nerveuses*, *bilieuses*, *putrides* et *malignes*.

Dans une série de mémoires sur les substances septiques et antiseptiques, il cherche à démontrer que les substances alcalines, loin d'être septiques, sont souvent antiseptiques, de même que les astringents; tandis que la carie, le sel marin, lui paraissent septiques. Il étudie expérimentalement les causes de la fermentation des aliments, du lait, de la putréfaction du sang, etc.

Huxam[1], l'un des plus remarquables praticiens, l'un des plus consciencieux observateurs de l'Angleterre. en écrivant son *Essai sur les fièvres*, a voulu, avant tout, faire un livre vrai et utile. Loin de blâmer les théories, il déclare qu'il faut qu'elles soient, comme le conseille Hippocrate, fondées sur la nature. Sachant éviter toutes les exagérations, il décrit avec rigueur les faits qu'il observe, et montre à chaque ligne que ses observations sont le résultat d'une longue expérience. Dans son chapitre V : *De l'état de dissolution et de putréfaction du sang*, il nous trace un tableau très-exact des altérations qui accompagnent les maladies putrides. « Le sang paraît comme une espèce de sanie qui ne se partage pas en caillot et en sérosité, mais reste en une masse uniforme à demi figée, en général d'une couleur livide ou plus foncée qu'à l'ordinaire; quoique dans certains cas il conserve sa couleur vive et brillante pendant longtemps, il se putréfie toujours très-promptement.» Les hémorrhagies qu'on observe dans les cas de scorbut lui paraissent dues à une érosion des vaisseaux, plutôt encore qu'à une rupture occasionnée par une trop grande quantité ou un trop grand mouvement du sang. Mais bien que dues, le plus souvent, à l'acrimonie des humeurs qui détruit la contexture du sang et ronge les extrémités des artères capillaires, elles semblaient venir quelquefois du tissu trop lâche des globules rouges qui n'ont pas été condensés suffisamment par l'action du cœur, des artères, etc.

Au microscope, Huxam avait bien vu les déformations que subissent les globules rouges lorsqu'ils traversent des défilés étroits ; il en conclut que les globules peuvent se briser dans leur passage, et explique ainsi par la transsudation de ces particules si ténues les hémorrhagies par diapédèse ; les pétéchies brunâtres

[1] Huxam (1750) ; Essai sur les fièvres, traduct. de 1675. — Encyclopédie des Sciences médicales.

lui paraissent dues à des dissociations analogues ; les globules brisés en parties infiniment petites perdraient leur coloration normale.

La dissolution du sang produite sous l'influence des maladies pestilentielles, des fièvres pétéchiales, etc., est comparée à l'état déterminé par l'addition d'alcalis au sang récemment tiré de la veine; Huxam explique les hémorrhagies, la putréfaction rapide, les vomissements et les déjections fécales, par une acrimonie et une dissolution du sang. Il fait remarquer que cet état s'observe dans les fièvres pestilentielles et pétéchiales, la peste, la morsure par la vipère, enfin dans certaines formes de variole accompagnées d'hémorrhagies et de taches pourprées. « Cette dissolution du sang accompagne souvent les fièvres putrides, malignes, qui naissent fréquemment de contagion; mais elle est quelquefois l'effet d'une simple fièvre, chez les personnes dont le sang et les humeurs ont beaucoup d'acrimonie : telles sont celles qui ont le scorbut au plus haut degré. Dans le premier cas, les miasmes contagieux agissent sur le sang d'une manière analogue à celle du poison de la vipère; dans le second, ce sont les pointes salines, dont l'énergie est considérablement augmentée par le mouvement fébrile et par l'effervescence du sang qui agissent sur les globules rouges.»

Les humeurs animales tendent à la dissolution et à la putréfaction, à moins qu'on ne les prévienne par des aliments acescents. La fièvre putride survient quand l'alimentation est nulle, quand elle se compose exclusivement de viande, de poisson, d'épiceries et d'eau. L'acrimonie du sang, d'un côté ; la contagion, de l'autre : telles sont les deux causes principales de la dissolution, de la putridité du sang.

Huxam pose, avec infiniment de tact, les indications du quinquina, des acides, du vin de Porto, etc., dans ces fièvres pestilentielles avec hémorrhagies. Il les compare aux fièvres qui accompagnent les gangrènes, maladies dans lesquelles la matière sanieuse de la partie gangrenée est reportée dans la masse du sang, produit dans les humeurs une disposition universelle à la gangrène, et décompose les globules sains; d'où taches, hémorrhagies, couleur noire de la langue, délire, etc.

Il y a donc, d'après Huxam, une différence capitale entre les fièvres putrides malignes et les fièvres lentes nerveuses. Les premières sont caractérisées par la corruption des humeurs et la dissolution du sang; les fièvres lentes nerveuses peuvent durer très-longtemps sans qu'on observe ces accidents. Toutes deux sont déterminées par une alimentation différente; enfin, on peut comparer l'action des miasmes morbifiques dans la fièvre putride à l'action du poison de la vipère, qui affecte immédiatement et détruit le tissu des globules rouges en produisant une corruption très-rapide, tandis que dans les fièvres lentes nerveuses le poison agirait comme le virus d'un chien enragé, qui n'agit que lentement et paraît affecter d'abord la lymphe et le suc nerveux, sans donner aucun signe de corruption, au moins jusqu'au terme de la catastrophe.

LIND[1], dans son *Traité du scorbut*, dit que la putréfaction scorbutique est l'effet naturel de la chaleur animale produite par l'action des solides et des liquides.

Ce serait sortir de mon sujet que de parler des différentes espèces de putréfaction qui peuvent être produites dans le corps humain par d'autres causes (ferments putrides, venins contagieux, substances acrimonieuses prises intérieurement ou appliquées extérieurement).

« Il n'est pas facile de déterminer le degré de corruption auquel peuvent être portées les humeurs tandis que l'animal vit, c'est-à-dire de fixer jusqu'à quel degré de putréfaction l'animal peut vivre. Cependant il est hors de doute qu'un état alcalescent du sang ne peut pas avoir lieu dans un corps vivant; les substances alcalines sont très-différentes des putrides.»

« On sait que toutes les substances animales tendent à la corruption dans un air trop humide. Les humeurs retenues dans le corps par la suppression de la transpiration et celles qui sont

[1] 1760. — Voy. Encyclopédie des Sciences médicales.

absorbées, deviennent âcres de plus en plus et se putréfient. »

Milman, de la Société royale de Londres, médecin de l'hôpital de Middlesex, consacre un ouvrage important à l'étude du scorbut et des maladies putrides[1]. Dans ce livre, il s'applique à démontrer que la cause prochaine des maladies putrides dérive d'une faiblesse générale, suite de la lésion du pouvoir vital.

Avant Milman, le scorbut et les fièvres putrides avaient été considérées comme des maladies dues à divers degrés de la putridité du sang. « Cette idée, tout absurde qu'elle est, dit le traducteur, a eu pour fauteurs les gens les plus éclairés. » Milman, voulant prouver que les fièvres putrides ont leur siége dans les solides, cherche dans l'aspect extérieur du sang sa tendance à la coagulation, son odeur et sa saveur, les preuves de sa non-putridité. « La putridité du sang, dit-il, est incompatible avec la vie, et il serait absurde de croire qu'une maladie peut être engendrée par une tendance du sang à la putridité. » L'ouvrage tout entier pourrait être résumé par cette phrase d'Héberden : « Plus nous acquérons de connaissances sur l'économie animale, plus nous trouvons de raisons de croire que le siége des maladies n'est pas dans le sang. » Mais, tout en reconnaissant le mérite qu'a eu Milman de combattre les théories basées sur l'acrimonie acide, l'acrimonie alcaline ou l'acrimonie neutre, nous ne pouvons suivre cet auteur lorsqu'il cherche à donner des maladies putrides une théorie solidiste.

« Si la putridité s'emparait du sang, dit-il, il y aurait destruction de la coalescence des parties de ce fluide, de manière à le rendre incapable de se coaguler. Or, chez les scorbutiques, le sang se coagule. Il y a donc, dit-il, non pas altération du sang, mais altération de la fibre musculaire. Les pétéchies, les hémor-

[1] Ce livre, écrit en 1780, avait pour titre : «Recherches sur les sources d'où dérivent les symptômes du scorbut et des fièvres putrides, et sur le siége qu'occupent ces affections dans l'économie animale ; ouvrage entrepris dans la vue de rectifier les idées qu'on a eues jusqu'à présent des maladies putrides.»

Traduit en 1786 sous ce titre *Recherches sur l'origine et le siége du scorbut et des fièvres putrides* (Montpellier, 1786), par M. Vigaroux de Montagut.

rhagies sous-cutanées, l'œdème des extrémités, tout, jusqu'à l'ulcération des gencives, serait dû à « une tendreté remarquable de la fibre musculaire », et le scorbut serait une maladie des solides; « son siége est dans les muscles; sa cause prochaine gît dans la diminution graduelle du pouvoir vital par l'action des causes éloignées [1]. »

Quant aux fièvres putrides, Milman ne se refuse pas à admettre qu'elles soient dues à l'assimilation de matières putrides; mais, loin de croire que celles-ci agissent à la manière de ferments, assimilant le sang à leur nature, il pense qu'elles se portent sur le pouvoir vital, sans déterminer cet état de dissolution putride du sang qu'il a cherché en vain.

Haller avait déjà admis que les causes occasionnelles des maladies putrides agissaient par leurs qualités sédatives et affaiblissantes sur le pouvoir vital; mais il pensait qu'en même temps elles agissaient comme ferments dans les fluides. « C'est là, dit Milman, multiplier les causes sans nécessité et s'écarter de la simplicité du mode par lequel la nature arrive toujours à ses fins.

» Nous pouvons, je pense, conclure de ce qui précède que les fibres musculaires sont le siége des maladies putrides, que le pouvoir vital inhérent dans ces fibres en est la cause prochaine [2]. »

Maximilien Stoll [3]. — Nous reproduisons ici ceux de ses aphorismes qui traitent de la fièvre putride.

Aph. 487. — On appelle synoque putride la fièvre qui est due à des causes plus grandes que celles des autres fièvres quelconques, et plus longtemps appliquées; à une dégénération des solides et des fluides plus grande, plus générale, plus prompte, analogue à la putridité, souvent tout à fait singulière. On la connaît à une marche particulière. (Suit la description dans les aphorismes suivants.)

[1] Pag. 86.
[2] *Op. cit.*, pag. 168.
[3] 1742-1788. — Des aphorismes.

Aph. 490. — *La force de la vie trop languissante,* non proportionnée à la gravité, au nombre, à la férocité des symptômes décrits, insuffisante par elle-même pour compléter la coction, qu'il *faut évaluer par le battement du cœur et des artères,* est le caractère le plus constant et le plus vrai de la synoque putride légitime. Une grande prostration de forces existante dès le commencement s'appelle malignité.

Aph. 492. — Tout ce qui abat la force de la vie déprave les humeurs, relâche absolument les solides. L'air humide et chaud, renfermé (vaisseau, prison, camps, étangs), une hygiène alimentaire défectueuse, le soleil, les affections de l'âme, toute autre espèce de fièvre négligée dans un sujet prédisposé et son changement putride, pus résorbé, ichor, intoxication par les alcalins, les mercuriaux : telles sont les causes de la fièvre putride.

Aph. 510. —La fièvre est vraiment putride, ou bien elle imite seulement la putride, étant en réalité une dégénération de l'une des fièvres saisonnières : bilieuse, pituiteuse, inflammatoire, intermittente.

Entre toutes les fièvres, c'est la bilieuse qui dégénère le plus souvent et le plus facilement en putride ; et on se rend compte aisément de ce fait en considérant l'analogie qui existe entre les causes de l'une et les causes de l'autre.

Aph. 61. — D'autre part, l'inflammation complique fréquemment la putride et est une cause de ces inflammations cachées, pernicieuses du poumon, des viscères abdominaux, dans la fièvre putride.

Quarin [1] donne une description de la fièvre putride, en étudie les causes (miasmes provenant des marais, de l'air des prisons et des hôpitaux, alimentation mauvaise, qui pour l'auteur constitue une des causes les plus puissantes de la fièvre putride).

Il décrit les symptômes et s'occupe tout spécialement du traitement de la maladie. Grand admirateur de van Swiéten, il recommande comme lui les évacuants et surtout les vomitifs.

[1] Traité des fièvres et inflammations. Paris, an VIII.

Une remarque qui a sa valeur : Quarin cite l'observation d'un malade mort déjà depuis une demi-heure, à la suite d'une fièvre putride, et dont la température était encore de 96° Fahrenheit. « Dans cette maladie, dit-il, la chaleur n'appartient pas à l'excès de frottement, comme dans les fièvres intermittentes et inflammatoires, ce qui est démontré par l'état du pouls, mais bien à la fermentation putride[1]. »

Citons encore parmi les médecins du dernier siècle :

Thomas Swenck, qui dans son *Traité d'hématologie*[2], aussi bon qu'il pouvait l'être alors, indique ainsi les caractères du sang dans les maladies putrides : *In morbis putridis dissolutio cruoris advertitur, et a vena emissus sanguis non coagulatur.*

Sarcone[3] note la différence que présente le sang au commencement et à la fin de la maladie. La description qu'il en donne est importante, car l'état de dissolution du sang était beaucoup plus complète chez les malades observés par Huxam (*Histoire de la fièvre épidémique de Plymouth*).

« Le sang, dit Sarcone, était tenace et couenneux dans la première semaine et dans les premiers jours de la seconde ; à la fin de la seconde semaine, il changeait d'aspect, et il paraissait être plus sensiblement altéré : le caillot devenait plus facile à diviser; il fallait peu de chose pour le dissoudre : une pression légère suffisait pour opérer cet effet;... enfin, dans la troisième semaine ces altérations augmentaient encore, et l'on voyait croître ce principe de dissolution qui avait paru dès la fin de la seconde semaine. Le sang tiré se convertissait en un coagulum rare, noir, qui nageait dans une sérosité sale et sanguinolente. »

Grant[4] se demande si, en raison de la différence des condi-

[1] Pag. 80.

[2] Thomas Schwenck; *Hæmatologia, sive sanguinis historia, experimentis pass. superstructa.* In-8°. Hagæcomitum, 1743, pag. 29.

[3] Sarcone; Histoire raisonnée des maladies observées à Naples pendant le cours de l'année 1764, traduite par Bellay, tom. I.

[4] Recherches sur les fièvres, traduction de Lefébure, tom. I, pag. 276. — Cité par Andral.

tions hygiéniques auxquelles l'homme était soumis en Europe avant le XVIIIe siècle, il ne devait pas être plus souvent atteint de ces maladies qui semblent avoir pour point de départ, ou au moins pour un de leurs grands éléments, l'état de dissolution du sang.

Après tous ces grands noms, nous arrivons à PINEL [1]. Il marque dans l'histoire de la putridité. « Doit-on s'étonner, dit-il, si la dénomination de fièvre putride a joui d'une si grande vogue en médecine, et si elle a passé de là avec tant de facilité dans le langage ordinaire? Les apparences les plus frappantes ne semblent-elles point déposer en sa faveur : l'odeur fétide des déjections, des sueurs et de l'urine que rendent les malades, la prompte décomposition du corps, la couleur verdâtre du sang tiré des veines qui semble l'assimiler à la viande gâtée ? »

De là, la doctrine de la putridité du sang et des humeurs [2]. Puis il combat l'idée de la décomposition putride des humeurs émise par Huxam, et ajoute : « Peut-on oublier que les altérations des fluides sont toujours subordonnées à l'action vitale des solides, et que les fièvres dites vulgairement putrides peuvent tenir à une foule de causes physiques ou morales ? »

On ne peut, d'après lui, connaître leur nature d'après leurs principes internes ; il faut donc s'en rapporter aux signes extérieurs. Or, tout indique une diminution notable de la sensibilité organique et de la contractilité musculaire. Le mot adynamique est meilleur que putride, car il est fondé sur les caractères extérieurs les moins équivoques et les plus multiples.

On le voit, Pinel n'est pas plus heureux que les anciens : il crée un mot; la forme est changée, mais le fond est le même.

BROUSSAIS [3] voit des symptômes si nombreux dans la prodigieuse quantité de fièvres décrites alors et dont on peut avoir

[1] 1745-1826.

[2] Nosographie philosophique, tom. I, pag. 194, 2e édit.

[3] 1772-1847. — Exam. des doctrines. Paris, 1821. 1er vol. et suivants. — De l'irritation et de la folie. — Cours de pathologie et de thérapeutique générales.

une bonne idée en lisant la *Pyrétologie* de Selle, qu'il s'imagine qu'ils pourraient bien tenir à des conditions accessoires et non à la maladie elle-même. Alors il trouve une lésion qu'il appelle l'irritation inflammatoire, l'*inflammation*. Mais qu'est-ce qui déterminera alors les fièvres essentielles ? Ce sera l'inflammation aiguë ou chronique de l'intestin, la gastro-entérite.

Les fièvres putrides, la putridité, ne proviennent, d'après lui, que de la violence et du danger des congestions.

Sa critique acerbe se dirigea contre le vieil édifice des fièvres, construit sur des théories humorales fausses : il attaque le *biliorisme* de Stahl (comme il l'appelait) et la *nosologie* de Pinel.

Voici le résumé de sa critique contre Pinel à propos de la putridité morbide[1] :

La fièvre adynamique, dit-il, c'est la putride des anciens, l'asthénique de Brown. Le médecin écossais (le disciple ingrat de Cullen), ayant fixé son attention sur la faiblesse des muscles, la crut partagée par tous les tissus vivants, et en fit le caractère fondamental de la maladie. Pinel, qui dans ses premières fièvres avait essayé de concilier le solidisme avec les théories humorales, se jette brusquement, à propos de la fièvre putride, dans le solidisme pur et devient disciple de Brown. Le mot adynamique est l'analogue de l'expression asthénique. Il y a contradiction dans les mots et les idées, et la faiblesse n'est pas telle qu'il la suppose.

Cette fièvre est une nuance de la gastro-entérite. Pinel et ses prédécesseurs ont pris une des nuances de la maladie pour la maladie elle-même. Très-souvent la nuance dite fièvre inflammatoire ouvre la scène, la bilieuse prolonge l'action, et l'adynamique ou putride n'est autre chose que le dénoûment de la tragédie.

La théorie de Pinel est rétrograde : « D'après ces théories, la fièvre adynamique n'aurait que rarement de première période qui lui appartînt en propre ; elle ressemblerait au dragon à plusieurs têtes et à queue unique du bon La Fontaine ; et ces têtes monstrueuses se trouveraient, non-seulement dans les trois fièvres

[1] Exam. des doctrines, tom. II, pag. 409 à 410. 1821.

précitées, mais encore dans les inflammations de tous les viscères, puisqu'il n'en est aucune, d'après les mêmes autorités, qui ne puisse se terminer par une fièvre putride. » C'est l'ontologie, ou une dissertation sur des êtres abstraits, imaginaires, indéterminés, qui a produit l'adynamie ou la putridité. « Ne pouvant rattacher les phénomènes fébriles à l'affection d'aucun organe, les auteurs ont dû les partager, les réunir, les combiner diversement, pour en former des groupes qui recevaient tantôt le nom de fièvre inflammatoire, tantôt celui de bilieuse, d'autres fois celui de muqueuse. Comme ces groupes se diversifiaient prodigieusement suivant l'influence des remèdes, du régime, suivant la sensibilité des sujets, chaque médecin les rencontrait diversement combinés; comme celui qui est consacré à l'adynamie succède assez souvent aux autres, ils ont dû disserter à perte de vue pour décider quel était celui de ces groupes que la nature avait eu l'intention de produire, et auquel il fallait avoir le plus d'égards dans la dénomination et le traitement. »

Ces idées de Broussais furent soutenues par un de ses élèves, MONFALCON, dans un mémoire sur cette question : *Déterminer le caractère de l'adynamie dans les fièvres putrides, avec des considérations sur les fièvres ataxiques*[1] (ouvrage qui a partagé en 1822 le prix proposé par la Société d'émulation de Liége).

Ces violentes sorties ne passèrent pas sans réponse, et les anciennes doctrines furent soutenues par CHOMEL (*De l'existence des fièvres; Des fièvres et des maladies pestilentielles*[2]), FAGES (*Mémoire pour servir à l'histoire critique de la fièvre*[3]).

D'ailleurs, dans son remarquable article[4], F. BÉRARD avait exposé magistralement un tableau clinique de l'état putride. Il l'étudie dans toutes les causes qui le provoquent. « La putridité n'est pas la fièvre, dit-il, bien s'en faut, car elle existe sans celle-ci. Ce n'est pas non plus l'adynamie, puisqu'elle existe, dans

[1] Journal complément., tom. XVI, pag. 1. — Tom. XVII, pag. 193-289.

[2] In-8o. Paris, 1821.

[3] In-8o. Montpellier, 1820.

[4] 1789-1828. — Art. ÉLÉMENT : Dict. des sciences méd., tom. XI, pag. 357.

certains cas, sans faiblesse marquée : c'est un état morbide essentiel, séparé de tous les autres. » Quant à la théorie de la putridité, nous nous garderons bien d'admettre celle des humoristes, si attaquable en tant d'endroits ; le mot putridité n'est, pour nous, que l'expression abrégée de tous les symptômes que nous avons décrits. »

Cet élément putride peut se combiner avec d'autres éléments, et le professeur Berthe, dans son analyse de la fièvre jaune d'Andalousie, a montré qu'il s'était présenté avec un état bilieux, une phlogose de l'estomac, un éréthisme fébrile et l'adynamie.

Cherchons maintenant à résumer ce long chapitre, afin de mieux saisir la notion de putridité à travers les âges, jusqu'au début de l'école expérimentale.

La première *période* ou *théologique*, constate simplement les faits : description sommaire des accidents putrides, sans donner leur nosographie.

Dans la deuxième période, ou *période métaphysique*, les faits sont lumineusement décrits et, de plus, on cherche à établir leur étiologie. Les quatre humeurs cardinales jouent le plus grand rôle. D'abord, le sens de putridité est on ne peut plus général. Galien et son école entendent par là toute altération des humeurs : il suffit que les urines présentent quelques dépôts pour qu'on songe à un état putride.

Plus nous avançons, plus nous voyons le sens de putridité se restreindre ; cependant elle reste presque tout entière dans le domaine médical, où elle reçoit un développement qui nous étonne aujourd'hui. Elle forme la base des classifications pyrétologiques. On l'étend d'abord à l'ordre entier des fièvres, tandis que vers la fin du siècle dernier on cherche à ne donner ce nom qu'à l'un des genres de fièvres continues.

Pinel remplace le mot de fièvre putride par celui de fièvre adynamique, et Broussais cherche à démontrer qu'elle n'est qu'une exagération des symptômes prouvant l'intensité de l'inflammation.

Pour l'explication des phénomènes, de Galien à Paracelse, l'idée d'altération des humeurs suffit amplement.

Sylvius introduit le mot d'âcreté, et fait jouer le plus grand rôle aux fermentations.

Cette théorie va attendre des progrès de la chimie moderne un secours dont était dépourvu le moyen-âge. C'est le cas de redire : Les anciens l'avaient trouvé, les modernes l'ont prouvé.

Tout est prêt maintenant pour voir éclore la troisième période, ou *période positive*. Elle va marquer le passage dans l'ordre des faits chirurgicaux et puerpéraux. Elle devait être amenée par cela même à soumettre la recherche pathogénique à la méthode expérimentale.

PÉRIODE POSITIVE.

Les travaux que nous venons de présenter considéraient la putridité morbide comme un syndrôme clinique dont l'étiologie essentiellement variable se ressentait des doctrines médicales régnantes.

Dans la période *positive*, la méthode expérimentale remplaçant peu à peu les spéculations dogmatiques, de nombreux observateurs cherchèrent à identifier la question qui nous occupe à celle des fermentations: c'était l'idée de van Helmont, et, comme nous le disions en terminant l'étude des travaux anciens : « les modernes ont démontré ce que les anciens avaient avancé sans preuves».

Tout en rendant justice aux louables efforts tentés par les pathologistes, les micrographes et les chimistes, nous devons faire certaines réserves.

La question de la putridité morbide envisagée au point de vue des découvertes les plus récentes, touche aux questions physiologiques les plus épineuses et par conséquent les plus controversées. Elle a pour support la chimie et la physiologie expérimentales; elle nécessite donc une connaissance approfondie de phénomènes de fermentation.

Elle embrasse l'étude des maladies zymotiques, dont les processus divers la déterminent si fréquemment; il nous faudra donc passer en revue les diverses observations des médecins qui recherchent dans les tissus ou les humeurs de l'économie les agents zymotiques dont l'évolution détermine le phénomène de la putridité.

Si le mot lui-même semble jouer un rôle moins considérable dans la médecine de ce siècle, le fait n'en persiste pas moins, et les termes de septicémie, d'infection putride, proposés par les chirurgiens, tendent seulement à se substituer à lui. Le domaine de la putridité s'est considérablement accru, la dénomination seule a changé : la putridité morbide est un sujet de pathologie générale.

Nous nous exposerions à bien des mécomptes si nous voulions considérer comme acquis à la science tous les résultats annoncés par les physiologistes de notre temps.

Des observateurs, se basant sur des expériences incomplètes ou des interprétations prématurées, ont établi des systèmes bien hypothétiques. Souvent les résultats définitivement acquis à la science ont été peu en rapport avec le labeur des savants qui ont étudié la question des maladies putrides.

Aussi devrons-nous borner cette revue à un exposé aussi impartial que possible des assertions émises, ne pouvant encore discerner la vérité de l'erreur.

Comment pouvons-nous exposer avec ordre tous les résultats fournis par l'école expérimentale ?

Il me semble que l'ordre chronologique n'est pas indispensable, et qu'il serait même fastidieux pour l'exposé des théories sur la putridité pendant ce siècle.

Dans un premier chapitre, nous présenterons un exposé des résultats fournis par la chimie et l'histologie.

Nous exposerons ensuite la putridité en chirurgie et obstétrique, et nous verrons comment les médecins ont suivi ces progrès et appliqué à la médecine les résultats d'une expérimentation aussi variée que précise.

Il nous semble qu'après ces nombreuses étapes notre travail pourrait être considéré comme terminé.

Nous voulons cependant consacrer un dernier chapitre à la solution de certains points du problème :

Quelles sont les causes diverses qui produisent la putridité morbide; comment ces causes impressionnent-elles l'organisme, c'est-à-dire : *étiologie* et *anatomie pathologique* ?

Quels sont les symptômes qui l'accusent; quel est le mécanisme intime qui la produit : *symptomatologie* et *pathogénie?*

Cette dernière partie sera le résumé de nos opinions actuelles sur cette importante question.

EXPOSÉ DES RÉSULTATS FOURNIS PAR LA CHIMIE ET L'HISTOLOGIE.

Nous commençons par un aperçu des doctrines régnantes au sujet de la fermentation. Ce chapitre montrera les recherches entreprises pour élucider la nature de l'élément qui détermine la putridité ; ensuite nous rendrons compte des expériences tentées pour déterminer dans l'organisme vivant certains phénomènes de septicémie ou de putridité.

NOTIONS GÉNÉRALES SUR LES FERMENTATIONS[1].

L'histoire des ferments complexes, parmi lesquels on doit ranger les ferments qui déterminent les transformations physiologiques et les altérations pathologiques, ne peut être autre chose que l'histoire elle-même des ferments simples, dont l'ensemble constitue le ferment complexe. De plus, l'historique des fermentations simples est intimement lié à l'historique de la fermentation alcoolique, la mieux connue de toutes, et qui peut servir de type à toutes les autres.

Les phénomènes de pourriture, c'est-à-dire l'ensemble des décompositions que subit la matière organisée placée dans des conditions convenables d'humidité et de température, mais à l'abri de l'air; les phénomènes de combustion lente, c'est-à-dire les phénomènes de pourriture se produisant et se compliquant sous

[1] Consulter à ce sujet : Saintpierre ; De la fermentation et de la putréfaction. Thèse d'Agrég. Montpellier, 1860. — Monoyer ; Des fermentations. Thèse Strasbourg, 1862. — Des ferments et des fermentations morbides (revue critique avec indications bibliographiques) ; par Lasègue. Arch. de méd., mars 1870.

l'influence de l'oxygène atmosphérique (Érémacausie), se traduisent par une série de manifestations qu'on doit forcément rattacher aux fermentations proprement dites et dont l'ensemble porte le nom de putréfaction.

D'après M. Pasteur, la combustion lente et la pourriture des matières organiques soustraites à la vie sont provoquées par le développement d'infusoires[1] qui vivent aux dépens du principe azoté dont ils déterminent l'altération.

Les conditions de putréfaction qui existent dans l'organisme après la mort existent aussi pendant la vie; ce sont: l'eau, l'oxygène atmosphérique, une température convenable, la présence dans l'air des organismes déterminant les combustions lentes (organismes oxydants), ou bien encore les organismes ferments qui trouvent les aliments appropriés à leur nature dans les corps mêmes qui se putréfient.

Toutes ces conditions se trouvent réalisées dans l'organisme pendant la vie; il n'est donc pas étonnant d'y rencontrer les phénomènes de fermentation correspondant aux ferments sécrétés par l'organisme lui-même, ou qui sont apportés par l'air ou par les aliments.

Qu'entend-on par fermentation? Il faut bien reconnaître qu'il n'y a plus une grande analogie entre les phénomènes de fermentation et le sens étymologique du mot, qui dérive de *fervere* (bouillir).

A l'origine, était appelé fermentation tout phénomène où l'on voyait une masse liquide ou pâteuse se soulever, se boursoufler, dégager une certaine quantité de gaz, sans qu'on eût pu prévoir une cause apparente de ces phénomènes.

Plus tard, on donnera par extension le nom de fermentation à toute modification chimique qui change les propriétés d'un corps organique, et dont la cause est mal définie.

Jusqu'à la fin du XVIIIe siècle, on ne voit guère dans la fer-

[1] Comptes-rendus, juin 1863.

mentation d'un liquide que deux phénomènes principaux : le dégagement de gaz et le changement de saveur ou d'odeur survenu dans le liquide. Cependant les iatrochimistes du xvie et du xviie siècle : van Helmont, Descartes, Sylvius, Willis, Stahl, professaient que « tout changement dans le mélange des humeurs est le résultat de la fermentation, que la digestion est un phénomène de même ordre déterminé dans les premières voies par la réunion de la salive avec le suc pancréatique et la bile[1]. »

Willis lui-même, en 1659 [2], dit que le ferment est un corps qui se trouve dans un état de mouvement intérieur, et qui influe sur les corps fermentescibles par l'intermédiaire de ce mouvement.

Plus tard, en 1697, Stahl [3] cesse de considérer l'alcool comme un *résidu* de la fermentation ; mais il le considère comme un *produit* du corps fermentescible.

Stahl admet du reste la théorie mécanique émise par Willis, théorie plus tard reprise et professée par M. Liebig, qui lui donna la sanction de son autorité scientifique.

La putréfaction des matières animales est déjà pour Boërhaave[4] une véritable fermentation. Cependant les travaux des savants, depuis Bacon de Verulam jusqu'à Stahl, Pringle et Beaumée, n'avaient encore éclairci que quelques points de la question, et n'avaient fait entrevoir que quelques-uns des phénomènes généraux que présentent les matières qui se pourrissent (Fourcroy).

La putréfaction ou fermentation, répandant une odeur fétide et produisant de l'ammoniaque, présente déjà pour les chimistes et les physiciens de la fin du xviiie siècle une grande différence, suivant que ce sont des parties d'animaux vivants qui se putréfient ou bien leurs organes morts. « Le mouvement qui existe dans les premiers modifie singulièrement les phénomènes de cette

[1] Monoyer ; *loc. cit.*

[2] *Diatrite de fermentatione.*

[3] *Zymotechnia fundamentalis.*

[4] 1668-1738.

altération, et les médecins ont de fréquentes occasions de voir les différences qui existent entre ces deux états, relativement à la putréfaction ». (Fourcroy).

Cette question difficile et énigmatique des fermentations en général ne commence à sortir un peu de l'obscurité qu'en 1789. A ce moment, Lavoisier, étudiant les phénomènes de la fermentation vineuse, admet que le ferment agit sur le corps fermentescible par simple contact, sans prendre la part la plus minime à la transformation chimique, et que le sucre, sous l'influence de la levûre de bière, se dédoublait *exactement* en alcool et en acide carbonique.

La composition du sucre et celle de l'alcool étant définitivement fixées, Gay-Lussac, en 1815, admet que 100 parties de sucre se changeaient par fermentation en parties égales d'alcool et d'acide carbonique [1]. L'expérience de Lavoisier avait donc suffi pour fixer l'opinion des savants sur le phénomène de la fermentation.

Cependant, dès 1803, Thénard insistait sur la présence dans la levûre d'une matière animale azotée, et les expériences d'Appert pour la conservation des liquides démontraient la présence indispensable de l'air, dans certaines conditions, pour provoquer la fermentation.

Les choses restèrent en cet état jusqu'en 1837. C'est dans cette année que Cagniard de Latour reconnut à l'aide du microscope que la levûre était composée d'organismes vivants, et conclut qu'il devait exister une relation entre la vie de ces organismes et les phénomènes de la fermentation. — Le Dr Shwann, M. Kützing, Quevenne, Turpin, Mitscherlich, confirmèrent par leurs observations la découverte du micrographe français. De plus, en 1839, Payen fit l'analyse exacte des deux parties de la levûre (enveloppe solide et liquide intérieur), et cette analyse faisait faire en 1844, à M. Bouchardat, la remarque que « les globules de levûre ont besoin de deux espèces de nourriture : le

[1] Ann. chimie, XCV.

sucre pour produire de la chaleur, et la matière azotée pour fournir les éléments convenables à leur assimilation et à leur reproduction [1].»

La question de la génération spontanée se lie très-intimement, dès 1837, à la question de la fermentation; mais cette théorie condamnée ne peut intervenir dans l'explication des phénomènes zymotiques.

Reprenant l'idée émise par les chimistes physiologistes, Cagniard de Latour, le Dr Shwann, etc. M. Pasteur, dans ses belles recherches publiées dès 1857, établit la théorie des germes atmosphériques et prouva qu'il existait une corrélation intime entre la vie du ferment et la décomposition des matières fermentescibles.

Entre Lavoisier, Gay-Lussac et M. Pasteur, M. Liebig et son école avaient cherché à démontrer que la fermentation était le résultat d'actions mécaniques, et que l'ébranlement moléculaire transmis par l'air atmosphérique aux matières albuminoïdes se transmettait à toute la masse des corps fermentescibles, au contact desquels se trouvaient les matières albuminoïdes altérées. — Le ferment, pour M. Liebig, n'est pas une substance *suî generis*, c'est tout corps en voie d'altération (Monoyer).

Mitscherlich, de même que Berzélius, comparait l'action de la levûre de bière sur le sucre à celle de l'eau oxygénée sur le peroxyde de manganèse, qui décompose celle-ci sans éprouver d'altération; ils ne voyaient dans la fermentation qu'une simple action de présence, et la décomposition était due à la force dite de contact (Mitscherlich), ou à la force dite catalytique (Berzélius). En nommant actions de contact ces transformations particulières qui s'accomplissent au contact des matières minérales ou organiques qui ne semblent pas intervenir par leurs affinités chimiques, «on les classe, dit M. Wurtz, mais on ne les explique pas.»

Actuellement, que doit-on entendre par fermentation?

M. Pasteur, très-absolu dans ses vues, admet que, dans les fermentations à ferments organisés, les réactions sont intimement

[1] Comptes-rendus, XVIII. Journ. pharm. et chimie, VI.

liées au développement et à l'accomplissement des fonctions physiologiques de l'organisme ferment, qui est la seule cause de la fermentation alcoolique, par exemple.

Pour M. Berthelot, les phénomènes se produisent avec ou sans ferment organisé, ce dernier réalisant cependant les meilleures conditions de fermentation. Après les expériences de M. Berthelot, il faut recourir à une interprétation des faits plus générale que celle de M. Pasteur.

Quant au mode d'action des ferments organiques qui produisent ce que l'on appelle les fausses fermentations, on ne peut l'expliquer qu'en admettant jusqu'à un certain point la théorie mécanique de Liebig et Gerhardt.

M. Saintpierre (Thèse citée, pag. 44) admet des « ferments de transformation isomérique, des ferments de décomposition, enfin des ferments de surcomposition ».

M. le professeur Béchamp [1] considère comme seule vraie la théorie des fermentations exposée par M. Dumas [2] : « Les fermentations sont toujours des phénomènes de même ordre que ceux qui caractérisent l'accomplissement régulier des fonctions de la vie animale... Le ferment nous apparaît comme un être organisé. Le rôle que joue le ferment, tous les animaux le jouent.... Ces êtres consomment les matières organiques, les dédoublent et les ramènent vers les formes les plus simples de la chimie minérale ».

MM. Béchamp et Estor rattachent les fermentations à la présence dans toutes les cellules animales de granulations organisées vivantes, capables de se reproduire, qu'ils nomment *microzymas*.

Ces granulations ont l'apparence d'une sphère ; en dehors de l'économie, sans l'intermédiaire de germes étrangers, les microzymas s'ajoutent en chapelets et forment les *torulas*, puis s'allongent de façon à représenter les *bactéries*. Les microzymas sont imputrescibles, ils fluidifient l'empois d'amidon et donnent de la fécule soluble ; ils font fermenter l'alcool vinique, l'alcool méthy-

[1] Académie des Sciences, 4 avril 1864.

[2] Traité de chimie appliquée aux arts, VI, 1843.

lique, la glycérine, etc. — La mère de vinaigre considérée comme une production végétale, un mycoderme (*mycoderma aceti*) agissant comme ferment, n'est pour M. Béchamp qu'une membrane formée par des microzymas simples ou déjà développés en bâtonnets, engagés dans une membrane intercellulaire hyaline.

Ce n'est point une espèce végétale proprement dite, et elle n'agit point autrement que les microzymas eux-mêmes, qui en sont du reste les éléments vivants. La mère de vinaigre nourrie de bouillon, de levûre, de sucre, se comporte comme un ferment aussi énergique que la levûre de bière. MM. Béchamp et Estor attribuent aux microzymas un rôle très-important dans les phénomènes biologiques : Les granulations moléculaires désignées par M. Béchamp sous le nom de *microzymas* ne rentrent dans aucune des classes de granulations admises par M. Robin; elles sont analogues à celles que M. Béchamp a trouvées et décrites dans la craie, les vins qui vieillissent, etc.

Ces microzymas sont insolubles dans l'acide acétique et la potasse caustique au dixième, ce qui exclut leur nature albuminoïde ou graisseuse. L'eau ne les altère en aucune façon, ils sont en quelque sorte imputrescibles. Dans tous les tissus à l'état normal, les microzymas conservent leur forme sphérique; mais dans des conditions anormales ils subissent des modifications de forme qu'il est important de faire connaître. Chez l'homme vivant lui-même, ils peuvent s'associer, s'allonger, se fragmenter, devenir de véritables bactéries. Le *bacterium chaînette*, le *bacterium termo*, le *bacterium capitatum*, le *bacteridium*, ne sont que des phases diverses de l'évolution des microzymas des cellules animales[1].

Pour arriver à quelque unité dans la théorie des fermentations, un certain nombre de chimistes ont considéré tous les ferments comme des corps non organisés dont la synaptase (ferment con-

[1] Consulter à ce sujet : Béchamp ; Annales de chimie et de physique, 3e série, tom. XLVIII (1855-1858).— Notes sur la fermentation alcoolique (Comptes-rendus, tom. LVIII, pag. 601, 1116). — Mémoire sur la néphrozymase (Montp. méd., tom. XIV et XV). — Béchamp et Estor : Comptes-rendus, tom. LXVI, pag. 1382, 421, 859 ; tom. LVII, pag. 523, 960 ; tom LXVII, pag. 529.

tenu dans la pellicule de l'amande) pourrait donner un exemple.

Le corps protéique, agissant comme ferment dans la levûre de bière, serait sécrété par cette levûre; de même que l'amande sécrète la synaptase, et que l'orge germée sécrète la diastase. Le ferment, une fois sécrété, agit indépendamment de toute action vitale ultérieure et par sa seule présence [1].

On voit que pour le plus grand nombre des chimistes, les ferments organisés ou ferments insolubles, et les ferments organiques ou ferments solubles, produisent deux classes de fermentations très-analogues, et dont l'analogie pourra peut-être être poussée jusqu'à l'identité.

Quoi qu'il en soit, un *seul ferment* se trouvant en présence d'un seul corps fermentescible, ne peut produire qu'une seule fermentation. C'est à un phénomène de cette nature que l'on donne le nom de fermentation simple. La fermentation deviendra complexe si plusieurs ferments se trouvent en présence de plusieurs corps fermentescibles, de façon à produire un certain nombre de transformations se compliquant souvent d'autres phénomènes.

Ce sont des fermentations complexes qui se passent dans la nature et dans l'organisme, soit après la mort (putréfaction), soit dans l'organisme pendant la vie.

Les fermentations qui s'opèrent dans l'organisme vivant sont de deux sortes : les fermentations physiologiques qui s'effectuent dans les cavités directement en contact avec l'air atmosphérique, ou bien dans les cavités closes et l'intimité des tissus et les fermentations pathologiques.

Les fermentations pathologiques, de même que les fermentations physiologiques, peuvent être divisées en deux groupes :

1° Celles produites par des ferments solubles;

2° Celles produites par des ferments organisés insolubles, petites particules dont l'air est obstrué. Ces germes qui, d'après M. Tyndall, peuvent être complètement détruits par la chaleur et sont retenus facilement par un filtrage à travers du coton

[1] Monoyer; Berthelot; Compt.-rend., I. Chimie organ.

cardé qui rend l'air optiquement pur [1], donnent naissance, dans les liquides fermentescibles de l'organisme vivant, à une véritable fermentation.

Les expériences de M. Claude Bernard [2] prouvent du reste que les fermentations sont possibles au sein d'un organisme vivant.

De quelle nature sont les germes qui déterminent les phénomènes de putréfaction?

Le ferment alcoolique, le ferment gommo-mannique, le ferment acétique, le ferment ammoniacal, paraissent appartenir au règne végétal; mais dans la fermentation putride, de même que dans la fermentation butyrique, M. Pasteur a observé que les globules ou cellules végétales sont remplacés (dans le cas de l'acide butyrique) par « de petites baguettes cylindriques arrondies à leurs extrémités, ordinairement droites, isolées ou réunies par des chaînes de 2, 3, 4 articles. Leur largeur moyenne est de 2^{mmm}, leur longueur varie de 2^{mmm} à 20^{mmm}. Ces organismes s'avancent en glissant. Pendant ce mouvement, leur corps reste rigide ou éprouve de légères ondulations; ils pirouettent, se balancent ou font trembler leurs extrémités; souvent ils sont recourbés. Ces êtres singuliers se reproduisent par fissiparité. Le ferment butyrique est donc un infusoire du genre vibrion [3]. »

Le vibrion, qui détermine la formation de l'acide butyrique, vit sans oxygène et même l'oxygène le tue; aussi ne se développe-t-il dans un liquide que lorsque des végétations antérieures ont éliminé tout le gaz. Les conditions d'existence des infusoires de la putréfaction sont identiques, et les résultats obtenus par M. Pasteur prouvent bien que la putréfaction des matières azotées est un phénomène du même ordre que la fermentation butyrique du sucre (P. Schützemberger).

[1] Revue des cours scientifiques, tom. VI.

[2] Arch. méd. 1848.

[3] Comptes-rendus, tom. LII.

« Il est de connaissance vulgaire, écrit M. Pasteur[1], que la putréfaction met un certain temps à se déclarer, temps variable suivant les circonstances de température, de neutralité, d'acidité ou d'alcalinité du liquide. Dans les circonstances les plus favorables, il faut au minimum environ vingt-quatre heures pour que le phénomène commence à être accusé par des signes extérieurs. »

Pendant cette première période, un mouvement intestin s'effectue dans le liquide, mouvement dont l'effet est de soustraire entièrement l'oxygène de l'air qui est en dissolution, et de le remplacer par le gaz acide carbonique. La disparition totale du gaz oxygène, lorsque le milieu est neutre ou légèrement alcalin, est due en général au développement des plus petits infusoires, le *monas crepusculum* et le *bacterium termo*. Un très-léger trouble se manifeste, parce que ces petits êtres voyagent dans toutes les directions. Lorsque le premier effet de soustraction de l'oxygène en dissolution est accompli, ils périssent et tombent à la longue au fond du vase, comme ferait un précipité ; et si, par hasard, le liquide ne renferme pas de germes féconds des ferments dont je vais parler, il reste indéfiniment dans cet état sans se putréfier, sans fermenter d'aucune façon.

Le plus souvent, lorsque l'oxygène qui était en dissolution dans le liquide a disparu, les vibrions ferments, qui n'ont pas besoin de ce gaz pour vivre, commencent à se montrer, et la putréfaction se déclare aussitôt. Elle s'accélère peu à peu, en suivant la marche progressive du développement des vibrions.

Quant à la putridité, elle devient si intense que l'examen au microscope d'une seule goutte de liquide est chose très-pénible. Il résulte de ce qui précède que le contact de l'air n'est aucunement nécessaire au développement de la putréfaction. Bien au contraire, si l'oxygène dissous dans un liquide putrescible n'était pas tout d'abord soustrait par l'action d'êtres spéciaux, la putré-

[1] Comptes-rendus, juin 1863.

faction n'aurait pas lieu. L'oxygène fait périr les vibrions qui tenteraient de se développer à l'origine.

Je vais examiner maintenant le cas de putréfaction au contact de l'air. Ce que je viens de dire pourrait faire croire qu'elle ne saurait s'y établir, puisque les vibrions qui la provoquent périssent dans l'oxygène. Il n'en est rien, et je vais même démontrer, ce qui est d'accord avec les faits, que la putréfaction au contact de l'air est un phénomène toujours plus complet, plus achevé qu'à l'abri de l'air.

Reprenons notre liquide aéré, cette fois exposé au contact de l'air, par exemple dans un vase largement ouvert. L'effet dont j'ai parlé tout à l'heure, à savoir : la soustraction du gaz oxygène dissous, se produit comme dans le premier cas. La seule différence consiste en ce que les bactériums, etc., ne périssent, après la soustraction de l'oxygène, que dans la masse du liquide, en continuant de se propager au contraire à l'infini à la surface, parce que celle-ci est en contact avec l'air. Ils y provoquent la formation d'une mince pellicule qui va en s'épaississant peu à peu, puis tombe au fond du vase, pour se reformer, tomber encore, et ainsi de suite. Cette pellicule, à laquelle s'associent divers mucus et des mucédinées, empêche la dissolution du gaz oxygène dans le liquide et permet par conséquent le développement des vibrions ferments. Pour ces derniers, le vase est comme fermé à l'introduction de l'air.

Le liquide putrescible devient alors le siége de deux genres d'actions chimiques fort distinctes qui sont en rapport avec les fonctions physiologiques des deux sortes d'êtres qui s'y nourrissent. Les vibrions, d'une part, vivent sans la coopération du gaz oxygène de l'air, déterminent dans l'intérieur du liquide des actes de fermentation, c'est-à-dire qu'ils transforment les matières azotées en produits plus simples, mais encore complexes. Les bactériums (ou les mucus), d'autre part, comburent ces mêmes produits et les ramènent à l'état des plus simples combinaisons binaires, l'eau, l'ammoniaque et l'accide carbonique.

Quant aux ferments solubles, qui paraissent devoir agir dans les fermentations pathologiques, nous ne pouvons admettre, depuis les recherches de M. Chauveau[1], ni les expériences de M. Monoyer, ni ses conclusions. Il nous paraît démontré que les ferments pathologiques, ceux qui déterminent les affections septicoïdes ou septicémiques, de même que ceux qui donnent naissance aux maladies virulentes, sont constitués par des organismes qui nous apparaissent au microscope sous forme de granulations élémentaires (microzymas). Les plasmas ou les sérums qui renferment ces granulations sont tout à fait inactifs. Aucun ferment soluble ne saurait être considéré comme l'agent déterminant de la putridité.

Cette théorie des fermentations putrides a été défendue par MM. Coze et Feltz, dans une série de Mémoires qui confirment la doctrine de M. Pasteur[2].

Le premier élément caractéristique de l'infection serait la bactérie, dont le développement dans le sang commencerait l'acte fermentatif en s'emparant de l'oxygène ; les vibrions que ce gaz tue pourraient dès-lors accomplir la fermentation. Le sang ainsi privé d'oxygène deviendra impropre à la nutrition : « les globules se déforment, cèdent leur oxygène, deviennent diffluents. Le sang devient très-liquide, très-foncé en couleur, très-riche en globules blancs. »

Nous analyserons plus loin les travaux des deux professeurs de Strasbourg, en rendant compte des expériences tentées dans le but de provoquer artificiellement les accidents putrides.

Mais tous les physiologistes n'admettent pas cette manière de voir. Nous aurons à parler des diverses théories de la putridité morbide, en parlant des inoculations qui ont été tentées par un grand nombre d'observateurs.

[1] Revue scientifique, n°s 16 et 17, octobre 1871.

[2] Voy. Gazette médicale de Strasbourg (1866-1867), et Recherches cliniques et expérimentales sur les maladies infectieuses (état du sang et présence des ferments). Paris, 1872.

Bornons-nous donc, en terminant cette étude clinique, à mentionner les opinions émises par MM. Béchamp et Hallier.

Pour MM. Béchamp et Estor [1], « l'être vivant, rempli de microzymas, porte en lui-même les éléments essentiels de la vie, de la maladie, de la mort et de la destruction totale. Nos cellules se détruisent sans cesse, par suite de fermentations analogues à celles qui succèdent à la mort... L'animal est réductible au microzyma ; pendant l'état de santé, les microzymas de l'organisme agissent harmoniquement, et notre vie est une fermentation régulière. Dans l'état de maladie, les microzymas agissent anharmoniquement ; la fermentation est régulièrement troublée. »

Hallier [2] regarde les corpuscules infectieux comme des organismes végétaux étrangers à l'économie. L'élément septique serait le *micrococcus*, dérivant du *penicillium glaucum*. Les bactéries, les vibrions ne seraient que des micrococcus ajoutés bout à bout.

Disons avec M. Chauveau que les *vues hypothétiques* de Hallier ne reposent sur aucun fondement sérieux.

LA PUTRIDITÉ EN CHIRURGIE.

GASPARD.

Le nom que je viens d'inscrire en tête de l'école expérimentale est celui d'un modeste praticien de Saint-Étienne, aussi savant qu'habile expérimentateur. Il est curieux de voir l'ignorance absolue que beaucoup de médecins et de chirurgiens de nos jours ont de ses travaux ; l'Académie de médecine, dans la récente discussion sur l'infection purulente, a à peine prononcé son nom.

Cependant, comme je chercherai à le prouver dans la suite de ce travail, les travaux des expérimentateurs en France et en

[1] Béchamp ; Note lue à l'Académie de médecine. 3 mai 1870.

[2] Hallier, professeur à Iéna ; Publications en 1866, 1867, 1868.

Allemagne, depuis 1824 jusqu'à nos jours, n'ont fait que développer et démontrer ce que Gaspard avait avancé. La solution de la septicémie est vivement cherchée ; par ce temps de revendications germaniques, il est bon de faire observer que c'est une question éminemment française.

Je vais puiser largement dans les Mémoires de Gaspard. Un premier mémoire parut en 1809. Ses expériences datent de 1808. Ces premières recherches furent reprises, continuées, et furent l'objet de deux mémoires plus importants, qui ont paru dans le *Journal de physiologie* [1] : le premier, en 1822, sous ce titre : *Mémoire physiologique sur les maladies purulentes et putrides, sur la vaccine* etc.; le deuxième, en 1824 : *Second Mémoire physiologique et médical sur les maladies putrides*[2].

Gaspard était un esprit pratique et sans système, et les systèmes, comme a écrit d'Amador, ne voient la science que de profil. « Il est bon, dit-il dans son deuxième mémoire, de répondre par des faits au reproche banal d'oiseuse curiosité ou de stérile égoïsme qu'on adresse journellement à la physiologie. Il est bon de montrer qu'au contraire c'est de celle-ci que la médecine doit attendre son plus grand perfectionnement, et concevoir l'espérance de sortir par son moyen de cet état incertain où elle se trouve encore de nos jours. Je parle de la vraie physiologie, et surtout de l'expérimentale, mais non de cette orgueilleuse physiologie ontologique ou d'abstraction, que certains médecins proclament tant maintenant, et qui ne peut que nous ramener les futilités dangereuses de la scolastique. »

Dans son premier mémoire, il fait d'abord l'historique des injections dans les veines des animaux [3].

1 Journal de physiologie de Magendie, tom. II, pag. 1 à 45. 1822.

2 Même journal, tom. IV, pag. 1 à 69.

3 En 1642, J.-G. Wahrendorff enivre des chiens en leur injectant de l'alcool dans les veines (expériences reprises plus tard par van Swiéten). Puis les auteurs injectent d'autres substances pour étudier leur action. Dans l'ordre chronologique, C. Wren, R. Lower, J.-D. Major, C. Fracassati, R. Boyle, J.-S. Elsholy, Étienne Muller, J.-J. Harder, C. Drelincourt, W. Courten, J.-C Braunner, G. Baglivi,

Gaspard veut étudier (ce qui avait été trop négligé par ses prédécesseurs) l'action ou les effets des fluides animaux naturels, maladifs ou décomposés, introduits dans le système circulatoire.

Il fait dix expériences qui donnent un appui et une grande force à celles de 1809. Il conclut que :

« 1° Le pus introduit dans les vaisseaux sanguins, à petite dose, peut y circuler sans causer la mort, pourvu qu'après avoir déterminé un trouble considérable des fonctions il soit expulsé de l'économie au moyen de quelque excrétion critique, surtout de l'urine ou des matières fécales.

» 2° Mais introduit plusieurs fois de suite, en petite quantité, chez le même animal, il finit par causer la mort.

» 3° A plus forte raison, il la détermine encore plus vite quand il est injecté dans les veines à une dose trop forte ; et alors il cause diverses phlegmasies graves, des péripneumonies, cardites, dysenteries, etc.

» 4° Il est susceptible d'être absorbé, quoique cependant il cause l'inflammation des membranes séreuses et du tissu cellulaire avec lesquels il se trouve en rapport.

» 5° La plupart des symptômes qui s'observent dans toutes les fièvres lentes ou phthisiques semblent pouvoir être rapportés à la présence du pus dans l'économie, puisque dans tous ces cas il y a toujours suppuration abondante et profonde, avec trouble général des sécrétions. »

Il ajoute même « qu'il lui paraît très-probable que plusieurs autres fièvres lentes, telles que celles qui ont lieu dans le cancer

A. Deidier, F. Petit de Namur, A. Haller et J.-Th. Sprœgel, E. Fontana, X. Bichat, MM. Portal-Nysten, Magendie, Orfila et beaucoup d'autres. A tous ces noms, Gaspard aurait pu ajouter comme ayant entrevu la question : van Swiéten, Morgagni (lettre 51), Quesnay (Traité de la suppuration), Hunter (Mémoire sur l'inflammation des veines, 1784), et surtout Ribes, qui a publié en 1816, dans le 8e volume des Mémoires de la Société médicale d'émulation, des recherches sur la suppuration des veines, dont le pus, disait-il, devait pénétrer dans le sang et produire rapidement la mort. (Mémoire suivi d'un nouveau travail publié dans la Revue médicale, juillet 1825.)

ulcéré, les hydropisies anciennes, le ptyalisme mercuriel, les maladies gangréneuses, comme dans l'ivresse et après les excès de table, etc..., dépendent aussi de la présence de diverses substances étrangères résorbées dans le sang ».

Il fait remarquer la possibilité de la présence du pus dans le système circulatoire. C'est ainsi qu'il a été vu par N. Tulpius, Cornax, T. Bonnet, Meckel, Laënnec, Baumes, Portal, Dupuytren.

Le pus est une substance animale qui participe déjà de la putridité. Son action sur l'économie dépend-elle de ses qualités putrides, ou de quelque autre qualité particulière ? Les expériences sont des plus curieuses et elles n'ont jamais été dépassées.

Les expériences 14, 15, 16, 17, sont dignes d'attention.

Dans les deux premières, l'injection a été faite avec du putrilage animal, dans les deux dernières avec du putrilage végétal. L'action de celui-ci est identique à celle des substances animales, mais à un moindre degré.

Trois expériences démontrent ensuite les mêmes accidents putrides, lorsque l'injection de substances semblables est faite dans le péritoine.

Quelle que soit la voie d'introduction de ces corps putrides dans l'appareil circulatoire, le résultat général est une inflammation particulière accompagnée d'une espèce d'hémorrhagie, comme passive, de la membrane muqueuse du canal intestinal.

Mais comme les substances animales et végétales, en se décomposant, produisent de l'acide carbonique, de l'hydrogène, du soufre, de l'ammoniaque, Gaspard va rechercher quel est celui de ces principes qui agit.

L'ammoniaque a l'action la plus accusée ; mais ce n'est pas à cette base que l'on doit rapporter tous les effets des accidents putrides.

Les résultats de ces expériences peuvent être comparés aux symptômes du scorbut en particulier et des autres maladies putrides en général, et il faut reconnaître que toutes ces affections sont produites par un principe putride introduit dans les voies de la circulation et provenant, soit de l'air, soit des aliments.

Est-ce que le scorbut comme les fièvres adynamiques ne surviennent pas dans les lieux où l'on respire des émanations animales infectes (prisons, hôpitaux, armées, boucheries, amphithéâtres d'anatomie, navires, lieux voisins des voieries)? Pourquoi douter que la putréfaction ne puisse pas se développer dans la vie même? « Ceux qui ont eu ces doutes n'ont jamais observé avec quelle promptitude nos liquides et nos solides se décomposent dès qu'ils cessent d'être renouvelés par des aliments et des boissons convenables, ou dès qu'ils sont viciés par des substances étrangères. Ils n'ont jamais fait attention à l'odeur déjà fétide de l'haleine chez un homme qui se réveille et qui a passé la nuit seule dans l'abstinence et le repos, chez celui qui jeûne par religion, chez celui qui supporte la faim pendant quelques jours, chez un scorbutique qui vit de viandes corrompues, chez un vénérien qui subit le traitement mercuriel, chez un chien nourri de viandes, par comparaison à celui qui tète ou qui vit d'aliments végétaux, etc... Ils n'ont jamais comparé non plus l'odeur de l'urine des animaux carnivores avec celle des herbivores, etc.... Je pourrais encore, pour appuyer cette thèse, faire valoir d'autres raisons que je déduirais des divers symptômes des maladies mêmes qui ont un caractère putride. »

« Mais si l'on veut des faits encore plus positifs de la dégénération réelle des humeurs dans les maladies, qu'on lise les expériences qu'A. Deidier tenta courageusement lors de la dernière peste de Marseille, et l'on y verra que la bile des pestiférés, injectée dans les veines des chiens, leur a constamment donné la mort, tandis que celle des individus morts de fièvre maligne ou aiguë ordinaire les a seulement rendus un peu malades, sans jamais les faire périr. »

Le premier mémoire de Gaspard souleva plusieurs contestations, et Magendie, dans quelques expériences, n'observa aucun effet malfaisant des liquides putrides introduits dans l'estomac et le gros intestin des animaux. Gaspard, dans son second mémoire, montre que l'absorption eût été nuisible si les expériences avaient été continuées plus longtemps.

« On doit même à cette occasion admirer, je crois, la sagesse conservatrice de la nature : car si les substances putrides (ou vénéneuses quelconques) eussent été facilement absorbables par les voies de la respiration et de la digestion, il est hors de doute que les espèces d'animaux carnivores, par exemple, qui vivent si souvent de viandes pourries, à défaut de fraîches, n'existeraient déjà plus; et même, par une autre précaution simultanée, ils ont reçu des intestins très-courts en comparaison de ceux des animaux herbivores, probablement afin que leurs excréments putrides y séjournassent peu longtemps et n'eussent pas le loisir de leur devenir funestes. Il est hors de doute aussi que, sans cette difficulté de l'absorption des corps putrides, l'espèce humaine elle-même serait décimée bien plus souvent encore qu'elle ne l'est, et que par exemple les amateurs de viandes vénées et de gibiers puants en seraient victimes à chaque instant, aussi bien que ceux qui respirent les émanations des corps en putréfaction.

» Quant à la réalité de l'absorption des corps putrides, les doutes qu'on pourrait avoir à son égard doivent entièrement disparaître par la considération des nombreuses expériences d'inoculation des maladies putrides épizootiques. En effet, Layard, Courtivon, Sandifort, Mumicks, Camper, Koopnam, Bergius, Brugnone, Paulet, Vicq-d'Azyr, etc., ont communiqué à très-grand nombre de veaux, de vaches et de bœufs sains, diverses maladies épizootiques meurtrières, et notamment des fièvres putrides, charbonneuses, dysentériques, etc., soit au moyen d'étoffes de laine imprégnées de miasmes et appliquées sur le dos, soit au moyen de sétons et de tampons de filasse imbibés des humeurs des animaux malades et appliqués sur des plaies cutanées, soit par l'insufflation des gaz intestinaux de ces derniers ou par l'injection de leurs liquides morbides dans les narines, soit enfin par l'ingestion du sang, de la bile, ou de la sanie excrémentitielle des bestiaux morts ou malades. Ces essais, ne sont pas assez connus des médecins chargés d'observer et de traiter les épidémies; et, pour le dire en passant, l'enseignement de la médecine humaine est trop isolé de celui de la médecine des animaux. »

Gaspard fait ensuite l'énumération de toutes les maladies dans lesquelles on constate la putridité, et il les rapporte à trois espèces d'un même genre de cause :

1° A une diathèse putride particulière, spontanée, individuelle, constitutionnelle ;

2° A l'absorption des substances putrides ;

3° A la chaleur atmosphérique, qui tend aussi à putréfier l'économie animale.

Dans la première espèce se rangent : l'état maladif de la faim à son dernier degré, le scorbut, la pustule maligne, le charbon, la fièvre adynamique sans cause connue, mais dérivant, d'après lui, d'une tendance spontanée à la putréfaction par diathèse individuelle ; toutes maladies sporadiques, en toutes saisons, les plus rares, les plus lentes, les plus longues à être mortelles.

Dans la deuxième, il faut voir toutes les variétés de typhus, les dysenteries putrides, les fièvres putrides des villes, des amphithéâtres d'anatomie, boucheries, les fièvres pernicieuses avec accidents putrides causés par effluves marécageux (j'en ai observé un exemple remarquable sur un zouave venant d'Afrique à Strasbourg, au début de la campagne 1870-71), la fièvre gangréneuse par usage du seigle ergoté, par le venin des reptiles ; enfin le scorbut après usage du mercure........ Quelques-unes épidémiques, plus difficiles à guérir que celles de la première espèce, se présentent en toutes saisons, plus souvent en été. La cause n'est pas douteuse.

Dans la troisième série se placent : la peste, la fièvre jaune, la choléra, divers typhus, les épizooties dites charbonneuses ; toutes maladies dont le berceau est dans les climats chauds, sous la zone torride, entre les deux tropiques. Ce sont les plus meurtrières de toutes ; elles font périr l'homme et les animaux en quelques jours, même en quelques heures. La chaleur introduit le principe de fermentation putride. Développées par la chaleur de l'été, elles cessent à l'hiver.

Une chaleur modérée n'amène point la diathèse putride, mais bien l'état bilieux ou les maladies bilieuses proprement dites.

L'action de la chaleur sur le foie n'est douteuse pour personne.

Puis il est certain que la sécrétion biliaire n'est augmentée que consécutivement à l'altération du sang par la chaleur, qui commence à y introduire le germe de la putridité. Hippocrate lui-même a signalé la connexion de complication des maladies bilieuses et putrides. Tout concourt à prouver que les maladies bilieuses sont le premier degré des maladies putrides.

Comme Bérard, Gaspard fait remarquer que ces triples causes peuvent être simples, agir isolément comme des éléments, ou bien se compliquer, et alors la gravité augmente.

« Il me semble donc prouvé, dit-il, que les maladies bilieuses et putrides ne sont pas des maladies locales ni de simples inflammations de la membrane muqueuse gastro-intestinale, comme on veut le soutenir depuis quelque temps. Il me paraît évident qu'elles tiennent à une cause plus générale, c'est-à-dire à une altération réelle du sang et de la bile qui en est sécrétée, et que l'espèce d'inflammation ou d'irritation des premières voies n'en est qu'un effet ou un symptôme souvent incapable lui seul de causer la mort, ce qui en a imposé à plusieurs médecins de ces derniers temps. »

Gaspard donne des indications thérapeutiques d'une grande sagesse, montrant beaucoup de sens pratique, puis il termine en faisant remarquer que certaines maladies autres que celles dites putrides offrent des symptômes analogues à ces dernières, sans reconnaître cependant les mêmes causes : ainsi, les lésions squirrheuses des voies digestives et « l'affection connue sous le nom de *melæna*, qui survient principalement aux hypochondriaques et aux hémorrhoïdaires»... « La diathèse cancéreuse aurait-elle du rapport avec la diathèse putride? Serait-ce à cause des évacuations de matières noires que les anciens auraient regardé comme causése par l'atrabile, le cancer, le charbon, le *melæna*, la dysenterie, la fièvre putride, la peste, la gangrène, la pustule maligne, l'hypochondrie, la mélancolie, etc., etc.? »

Si nous nous sommes aussi longuement étendu sur les travaux

de Gaspard, c'est à cause de leur importance et parce qu'ils ont donné la note à tous les expérimentateurs qui l'ont imité.

DE GASPARD A VIRCHOW.

1825. — Leuret[1] à l'école d'Alfort, Lassaigne, Dupuy, ont, dès 1825, fait de nombreuses expériences sur l'introduction des matières putrides dans le sang. — Colin d'Alfort, de nos jours, n'a pu y ajouter que les courbes thermométriques.

Leuret inocule du sang charbonneux, et le tableau qu'il trace des symptômes cliniques, des lésions cadavériques, forme la transition entre les affections putrides simples et les affections graves occasionnées par le charbon.

1826. — Trousseau et Dupuy[2], professeur à Alfort, répètent ces expériences sans y joindre la condition de nature charbonneuse. Une des plus probantes est l'expérience II de leur mémoire.

Bouillaud, dans son *Traité des fièvres*, donnait une série d'observations d'infection putride à la suite de phlegmasies extérieures terminées par suppuration ou gangrène. Les fièvres putrides de l'ordre chirurgical ou traumatique sont celles qui prennent leur origine dans un foyer extérieur de septicité.

En 1827, Hamont[3] injecta à un cheval du pus fétide pris dans un abcès gangréneux d'un autre cheval, et fit une transfusion, après trois jours, à un autre cheval. Le premier mourut le quatrième jour, en présentant des ecchymoses dans les muscles, l'intestin, les reins, le cœur, et des abcès du poumon. Le second mourut le cinquième jour, en présentant à peu près les mêmes lésions.

1 Thèse de Paris: Essai sur l'altération du sang, mai 1826. — Analysé dans les Archives de médecine, tom. II, pag. 98. 1826.

2 Archives de médecine, pag. 378. 1826. — Expériences et observations sur les altérations du sang considérées comme causes ou comme complications des maladies locales.

3 Journal pratique de médecine vétérinaire, pag. 481. 1827.

En 1828, Maréchal[1] et Dance[2] reprennent l'idée de phlébite émise par Ribes. — Dance ne fait pas la différence entre l'infection purulente et l'infection putride, quoique l'expérience qu'il ait faite démontre cette dernière.

Malgré l'existence d'expériences antérieures avec des liquides, il n'a pas vu la cause de la différence des accidents. Cependant il ajoute : « D'après toutes ces raisons, il nous semble plus conforme à l'explication des faits d'admettre que le sang, s'imprégnant plus ou moins de molécules purulentes, devient un agent de prostration générale et d'irritation locale, dont les effets sont des phénomènes généraux extrêmement graves, auxquels succèdent promptement des inflammations purifères.

En 1846, Castelnau et Ducrest[3] font des injections sur des chiens pour chercher la cause des abcès multiples.

En 1849, Sédillot[4] publie le résultat d'expériences on ne peut plus variées. Il a fait des injections de pus sain, de pus putride, de sérosités putrides filtrées, et il a rencontré toutes les formes des infections purulentes et putrides. Il a tracé de main de maître le tableau différent de l'abcès métastatique et de la gangrène putride, suite des injections avec des liquides altérés.

On trouve dans ses nombreuses expériences, aussi variées que judicieusement appréciées, toutes les idées principales développées plus tard par les auteurs allemands : depuis l'action d'un poison subtil, réductible par la chimie, jusqu'à une variété des expériences de M. Colin d'Alfort, qui n'en sont qu'une copie.

Voici le résumé de sa doctrine :

« La pyohémie est particulièrement caractérisée par la purulence et déterminée par le mélange au sang d'un pus louable et sans odeur. L'infection putride est de nature essentiellement gangréneuse, et est causée par l'introduction dans le sang de la sérosité altérée du pus. Cette affection ne paraît pas avoir été

[1] Thèse de Paris.

[2] Archives de médecine, pag. 169. 1828.

[3] Mémoires de l'Académie des sciences.

[4] De l'infection purulente ou pyohémie. Paris, 1849.

isolément observée sur l'homme; mais on est en droit de l'admettre dans certains cas comme complication de l'infection purulente, dont les accidents deviennent alors beaucoup plus graves.»

«La purulence est le trait distinctif de la pyohémie, tandis que la gangrène dénote essentiellement la nature de l'infection putride. Si l'élément putride introduit dans le sang est abondant et très-actif, la mort a lieu avant le développement d'aucune altération matérielle appréciable (voy. Exp. 35). Mais ces conditions existent rarement dans les complications de pyohémie, seul cas où nous ayons à nous occuper de l'intoxication purulente, et on trouve alors sur les poumons des saillies noirâtres, brunes ou grises, à parois molles, véritables phlyctènes gangréneuses remplies d'un sang altéré et spumeux. Les tissus affectés se déchirent sans résistance ou se rompent spontanément, et offrent des surfaces érodées grisâtres, irrégulières, comme découpées à l'emporte-pièce, et plus ou moins étendues. La suppuration est tardive et se forme à la circonférence des parties mortifiées. Des pétéchies peuvent se montrer sur différents points du corps, et le sang subit probablement des altérations dont l'étude n'est pas assez avancée pour être abordée ici. »

VIRCHOW.

Le professeur de Berlin, dans sa *Pathologie cellulaire*, dans ses *Archives* et dans plusieurs autres publications [1], divise très-nettement la pyohémie par embolie et la septicopyohémie. Rejetant l'absorption du pus en nature et son transport à travers les ganglions lymphatiques, qui ne devraient point laisser passer les globules purulents; rejetant la doctrine de la phlébite avec les explications de Cruveilhier, il établit le transport du caillot veineux (thrombus), et considère cet accident comme l'origine des métastases et des abcès métastatiques.

[1] Méd. réform. 1848.— *Gesammelte Abhandlungen*. 1856.

Nous allons emprunter à l'excellente thèse de Blum le résultat des travaux allemands et français sur cette question [1].

Ce sont les recherches de Stich, Panum, Busch, Weber, Bergmann ; puis, au point de vue clinique, les Mémoires de Billroth, Weber, Roser, l'article du *Compendium de chirurgie* de Pitha et Billroth, rédigé par Hüter ; en France, les travaux de Gosselin, Verneuil, Maissonneuve, Sédillot, Bœckel, etc.

Nous passerons en revue les résultats fournis par les savants dont on vient de lire les noms.

Billroth [2], répétant les expériences de Gaspard, cherche à déterminer les effets produits sur l'organisme par diverses substances qui se forment pendant la putréfaction. Il injecte dans le tissu cellulaire de l'hydrogène sulfuré, du sulfure de carbone, du sulfhydrate d'ammoniaque, et il conclut de ses recherches que le poison pyrogène et phlogogène de la sérosité putride et du pus est de constitution moléculaire (Blum).

Ces résultats (en opposition déjà avec les travaux de Cl. Bernard, qui avait démontré que l'hydrogène sulfuré est toxique) furent contredits par Beck. Celui-ci démontre les propriétés toxiques du carbonate d'ammoniaque.

Weber [3] répète les expériences de Billroth, mais fait ses injections dans le sang. Il conclut :

« 1° L'hydrogène sulfuré produit une élévation notable de la température et détermine des affections diphthéritiques de l'intestin analogues aux inflammations septiques ;

» 2° Le sulfhydrate d'ammoniaque amène la même action, mais seulement à la suite d'injections répétées ;

» 3° L'acide butyrique ne donne qu'exceptionnellement du catarrhe intestinal. »

Blum conclut de ces résultats contradictoires que l'action toxique des substances putréfiées n'est pas due à un corps simple, mais à une substance de composition et de nature complexes.

[1] De la Septicémie chirurgicale aiguë, n° 286. Strasbourg, 1870.

[2] Billroth ; *Archives für klin. Chirurgie*, tom. VI, pag. 103. 1864.

[3] Weber ; *Arch. für klin. Chirurg.*, tom. V, et *Deutsche Klinik*, 1864 et 1865.

Bergmann [1] étudie la putridité morbide sans chercher à attribuer la puissance toxique à une puissance chimique définie. Il conclut ainsi :

« 1° L'action toxique des substances organiques putréfiées n'est pas due à des organismes inférieurs, animaux et végétaux. La substance toxique résiste à l'action de l'alcool, de l'éther ; elle traverse le filtre et résiste à une température prolongée de 100°. Cette substance n'est pas de nature moléculaire ;

» 2° Les effets toxiques sont dus à l'action d'une substance azotée qui se forme pendant la putréfaction et qui n'est pas instable, mais diffusible. Le poison putride n'est pas une substance protéique et se trouve en solution dans les liquides non albumineux. Elle diffère des peptones par sa solubilité dans l'alcool ; elle n'est pas précipitée par l'acétade de plomb et ne réduit pas le liquide cupro-potassique. »

« D'après Scherer et Virchow [2], il y aurait dans les substances septiques une matière chromogène donnant une coloration rose avec l'acide nitrique. L'intensité de la coloration serait en relation directe avec la puissance toxique. »

Nous rappellerons seulement que récemment Klebs a considéré ce poison comme isomère de la caséine.

Panum termine ses expériences par les conclusions suivantes sur la nature du poison septique. On peut regarder ses propositions comme les plus rationnelles et les plus conformes à la vérité. Elles ont été confirmées, dans leurs points principaux, par les recherches de Hemmer, Stich [3], etc :

« 1° Le poison septique n'est pas volatil, il est fixe et reste parmi les résidus de la distillation ;

» 2° La coction prolongée pendant onze heures n'arrive pas à le détruire, pas plus que l'évaporation ;

» 3° Il est insoluble dans l'alcool absolu, soluble dans l'eau ;

[1] *Das putride Gift und die putride Intoxication.* Dorpat, 1868.

[2] Thèse de Blum, pag. 18.

[3] Hemmer; *Exper. studien über die Wolkung faulender Stoffe auf den thier Organismus*, 1866. — Stich; *Annalen den Charité.* Berlin, 1853.

» 4° Les substances albuminoïdes contenues souvent dans la sérosité putride ne sont pas des poisons, mais elles condensent le poison putride à leur surface; un lavage prolongé les sépare;

» 5° On ne peut comparer l'intensité du poison putride qu'au curare et aux alcaloïdes végétaux : 12 milligrammes, après avoir été soumis à la cuisson, à la dessiccation et à l'action de l'alcool, suffisent pour tuer un chien de petite taille;

» 6° Si ce poison agit comme un ferment, il diffère des autres par sa résistance à la chaleur et à l'alcool. »

Leplat et Jaillard[1], agrégés du Val-de-Grâce, tirent de leurs expériences les conclusions suivantes :

« 1° Les vibrioniens provenant d'un milieu quelconque ne produisent aucun accident chez les animaux dans lesquels on les a introduits, à moins toutefois qu'ils ne soient accompagnés d'agents virulents qui, eux seuls, sont responsables des effets fâcheux qui peuvent survenir;

» 2° Si le véhicule injecté qui les contient est putride et en trop grande quantité, il y a empoisonnement septicémique; mais il ne se développe pas de maladie virulente, puisque les mêmes phénomènes ne se reproduisent pas par l'injection de sang contaminé. »

MM. Coze et Feltz considèrent, au contraire, les bactéries comme agents essentiels dans la production de la septicémie à la suite d'injection, dans l'économie, de substances soumises à une température de 100°. Or, il est démontré, depuis les recherches de M. Davaine[2], que les bactéries ne résistent pas à une température de 55° centigrades.

D'après Bergmann, le poison putride posséderait encore ses propriétés, quoique affaiblies, après huit mois. Fischer prétend qu'il les perd après sept à quatorze semaines, et Schweningue ne lui trouve aucune action après sept mois.

D'après Billroth, « c'est aux éléments moléculaires des liquides

[1] Comptes-rendus de l'Académie des sciences, pag. 250. 1864.

[2] Recueil de médecine vétérinaire, avril 1868.

putrides et non au liquide qu'il faudrait attribuer les propriétés toxiques ».

Blum a fait à ce sujet l'expérience suivante avec du liquide provenant d'ascite suite de cirrhose : « Nous laissons, dit-il, ce liquide pendant plusieurs jours au contact de l'air et nous en injectons un gramme à un lapin dans le tissu cellulaire sous-cutané. Au bout de quatre heures la température était montée de 39°,8, à 41°,4 (diff. 1°,6). Nous filtrons le liquide et nous injectons également 1 gramme sous la peau d'un lapin de la même portée que le précédent. La température, qui était de 39°,6 avant l'opération, atteignit un maximum de 40°,4, quatre heures après l'opération (diff. 0°,8). Cette dernière différence peut presque être considérée comme rentrant dans les limites des oscillations normales observées chez le lapin. »

Blum conclut que si le poison septique n'est pas de nature moléculaire, il semblerait, d'après l'expérience précédente, que les parties fluides liquides septiques jouissent de propriétés pyrogènes moins actives que les parties qui restent sous le filtre.

Il est inutile de rappeler les symptômes présentés par les animaux soumis aux expériences ; ce sont des résultats toujours identiques à ceux si bien décrits par Gaspard.

Toutefois nous emprunterons à Blum les recherches de Billroth[1] et Weber, qui démontrent par une série d'expériences que l'introduction dans le sang de substances putrides amène une élévation de température.

Voici les conclusions de Billroth :

1° Partout où de la sérosité putride ou du pus frais (les deux liquides agissent de même sur les animaux) sont injectés sous la peau ou dans le sang, il y a élévation de température ;

2° Cette élevation se fait ordinairement dans les deux premières heures qui suivent l'injection ;

3° A la suite d'une seule injection, le maximum fut atteint après un temps variable de 2 à 25 heures. Le maximum fut le même que pour les injections successives (41°,4).

[1] Langenbeck ; Archives, tom. IV, 1re livraison. 1864.

4° Après une injection, la température revenait rapidement à la normale, ordinairement de 10 à 36 heures; une fois après neuf jours;

5° L'action locale était ordinairement la formation d'abcès, quelquefois de gangrène;

6° Tous les animaux succombèrent aux injections répétées, dont le nombre varia de trois à onze;

7° Dans ce cas, la température restait à peu près à la même hauteur;

8° On n'observe pas les diarrhées ni les hémorrhagies muqueuses diverses que l'on obtient à la suite d'injection directe dans le sang; faiblesse, frissons légers, apathie. Ce qui rapproche ces faits de la septicémie chez l'homme, c'est qu'il y a rarement de la diarrhée; cela tient peut-être à l'altération que subissent les substances septiques en traversant les lymphatiques;

9° L'autopsie montra quelquefois des hyperémies viscérales. L'auteur insiste sur les altérations de la rate, qu'il ne pense pas être de nature embolique.

Weber, après avoir démontré que l'injection d'eau dans la veine crurale n'amenait pas d'élévation de température, fit une série de treize expériences, injectant dans le système veineux du sérum, du pus frais ou putride, des sérosités purulentes, hémorrhagiques, etc., et obtint toujours : élévation subite de température, nombreuses évacuations alvines quelquefois hémorrhagiques, ralentissement de la respiration.

Des expériences plus récentes de Bergmann, de Coze et Feltz, de Blum, ont confirmé les résultats de Billroth et de Weber.

Nous allons terminer l'histoire de la putridité morbide en chirurgie par l'étude des conditions chirurgicales qui la révèlent au clinicien; c'est encore Blum qui nous fournira ces matériaux. Il fait remarquer [1] que tous les auteurs qui se sont occupés de la question ont cherché, pour faciliter leur travail, à faire une classification des accidents septicémiques.

[1] Blum; *loc. cit.*, pag. 55.

Billroth, qui d'abord a décrit à part la septicémie et la pyohémie, réunit dans son dernier article la pyohémie et les fièvres d'infection septicémique et purulente. Blum croit qu'il faut maintenir cette distinction, quoique souvent elle soit difficile à faire.

Roser divise les intoxications septicémiques du sang en quatre classes :

1° Septicémie traumatique primitive ;

2° Intoxication par du pus putride (infection putride secondaire autochthone) ;

3° Infection par poison cadavérique et humeurs analogues (plaies infectées);

4° Processus septiques spécifiques, zymotiques (pourriture d'hôpital, farcin).

Stromeyer établit les divisions suivantes :

1° Décomposition putride suraiguë du sang avant la suppuration;

2° Pyohémie aiguë au moment de la suppuration;

3° Pyohémie sub-aiguë ;

4° Pyohémie chronique.

Pirogoff, enfin, reconnaît sept catégories de fièvres septicémiques, selon les moments auxquels les accidents se manifestent.

Maisonneuve, sous le nom de septicémie, comprend dans sa théorie la presque totalité des complications des plaies. Selon la partie plus ou moins profonde à laquelle pénétreront les matières putrides, on aura, ou le phlegmon circonscrit, ou le phlegmon diffus, ou le phlegmon gangréneux, ou l'érysipèle simple, ambulant, vésiculeux ou bulleux; ou l'angioleucite, l'adénite, le bubon, ou la phlébite simple, oblitérante ou suppurée, ou la gangrène foudroyante.

Disons à ce propos que Blum, alors rédacteur en chef de la *Gazette médicale* de Strasbourg [1] (1870), croit que peut-être un jour on considérera l'érysipèle traumatique comme une forme de la septicémie.

[1] Gazette médicale de Strasbourg (1870), n° 7, pag. 82, cité par Coze et Feltz; *loc. cit.*

On vient de voir ce qu'en pense Maisonneuve ; Billroth regarde ce même érysipèle comme très-infectieux; le poison proviendrait de l'extérieur, ou bien serait le résultat de la décomposition putride que subissent les éléments anatomiques à la suite de la mortification.

Récemment, raconte Blum, le Dr Kœnig (de Rostock), ayant à combattre une épidémie d'érysipèle, tenta quelques expériences :

Pendant douze heures, il plonge dans l'eau des draps qui avaient servi aux malades; alors le liquide est jaunâtre, albumineux, inodore, contenant, après filtration, quelques vibrions et des micrococcus.

L'inoculation sous la peau de lapins détermina de la rougeur, quelques bulles, et une élévation de température. L'injection sous la peau à la dose de 8 grammes produit une infection générale avec fièvre ; l'animal meurt le troisième jour.

Ces expériences, dit Blum, sont très-peu nombreuses et loin d'être concluantes. Elles montrent toutefois que les draps peuvent devenir des agents de transmission du virus érysipélateux.

Il est un certain nombre de traumatismes, notamment d'altérations osseuses, dans lesquels le blessé est pris d'accidents terribles qui entraînent rapidement la mort et qui ne peuvent s'expliquer que par l'absorption de substances septiques. Les accidents, souvent tellement violents qu'ils emportent le malade au bout de vingt-quatre ou de quarante-huit heures, ne peuvent guère être comparés qu'aux accidents résultant de l'introduction d'un virus dans l'économie.

S'il est vrai que l'on n'a jamais pu saisir l'agent virulent au moment de son passage dans le sang, il n'en est pas moins vrai également que le malade, par le fait de sa blessure ou de sa maladie, est exposé à une série d'accidents qui n'ont d'analogie qu'avec ceux que l'on observe dans les maladies virulentes. Cette septicémie suraiguë se montre de préférence dans un petit nombre d'affections ; mais cette étude gagnera en clarté à être faite dans ces diverses maladies ; nous verrons s'il est possible de tirer quelques conclusions générales (Blum).

Quelles sont ces affections?

Les *fractures des membres* [1].—M. Gosselin, dans un mémoire lu en 1855 à la Société de chirurgie, montre la gravité de certaines fractures de l'extrémité inférieure du tibia, qu'il appelle des fractures en V [2]; voici ses conclusions :

« 1° Que la maladie et la mort sont dues à une intoxication par des matières organiques putrides;

» 2° Que les os fournissent l'élément dont la décomposition ou l'altération au contact de l'air donne lieu à la matière toxique ; cet élément est la substance médullaire. »

Blum fait encore remarquer que des accidents semblables peuvent se montrer dans les plaies contuses des os et dans certaines fractures qui s'accompagnent d'emphysème. M. le professeur agrégé Jacquemet a étudié, dans l'article *Emphysème traumatique* [3], l'origine des dégagements gazeux après le traumatisme. D'où viennent les gaz? « On a invoqué la perturbation nerveuse, la stupéfaction organique, la sidération, une catalyse sanguine, une fermentation intime, et même une sorte d'empoisonnement traumatique comparable, sous le rapport de la production spontanée du gaz, aux intoxications par les venins et les virus, et aux maladies septicémiques si fécondes en foyers gazeux. »

Les *fractures du maxillaire inférieur*.—M. Richet croit [4] que les affections de cet os prédisposent à la septicémie ; il en décrit trois cas et propose le nom d'infection ou d'intoxication putride aiguë.

Affections chirurgicales des os. — Surtout la périostite phlegmoneuse et l'ostéomyélite aiguë [5] (Chassaignac [6] les compare au

[1] On a voulu expliquer ces accidents par des embolies graisseuses : voir à ce propos les travaux de Virchow, Cohn, Panum, Zenker (1868), Wagner (1862-1865). Blum (*loc. cit.*, pag. 86), Bertin, Humbert Molière (thèse de Montpellier, 1871), Mulot (thèse de Strasbourg 1863).

[2] Voir Piedalla ; Thèse de Paris. 1870. n° 79.

[3] Dict. de méd. et de chirurg. prat.

[4] Mémoires de la Société de chirurgie.

[5] Valette : Bulletin de la Société de chirurgie. 1855.

[6] Chassaignac ; Mémoire lu à l'Académie des sciences. 1853.

phlegmon diffus, montre leur analogie et propose de les appeler typhus des membres).

Suppurations. — Après l'ouverture d'abcès par congestion, les malades sont pris de diarrhées, vomissements, fièvre, et meurent en peu de temps ; certains abcès articulaires en communication avec l'air.

Gangrènes. — On remarque tantôt des phénomènes putrides caractéristiques ; d'autres fois les symptômes ataxiques prédominent. — De même dans certaines morts rapides, après les piqûres anatomiques [1].

Fièvre uréthrale [2]. — Blum ne s'arrête pas à la question de la septicémie hétérochthone aiguë. « Si ces accidents existent, dit-il, ils sont rares.

» Roser lui-même, qui a soutenu avec tant d'acharnement que la pyohémie est une maladie miasmatique, regarde la septicémie comme une intoxicotion du sang par les éléments que fournit la plaie [3]. »

Nous allons continuer la putridité en chirurgie par le résumé de la discussion qui a eu lieu à l'Académie de médecine ; commencée le 18 mai 1869, elle s'est terminée seulement en 1871.

La transition est facile de l'injection des liquides putrides à une septicémie d'intensité plus ou moins grande par absorption à la surface de toutes les plaies.

Ces idées d'outre Rhin furent soutenues par M. Verneuil à la tribune académique. Quoique la discussion ait porté sur l'infection purulente, la septicémie y est fatalement ajoutée. Nous laissons de côté dans cet exposé succinct ce qui se rattache aux discussions personnelles, à l'infection purulente, aux abcès métastatiques.

Du long débat engagé surtout entre MM. A. Guérin, Verneuil, Legouest, Gosselin, Chauffard, J. Guérin, Chassaignac, il résulte qu'il faut admettre deux causes de septicémie: l'une engendrée par

[1] Travail de Roser ; *Arch. Heilkunde*. 1866.

[2] Sédillot ; Thèse de Saint-Germain. Paris, 1861.

[3] Blum ; *loc. cit.*

la plaie elle-même, l'autre puisée dans le milieu ambiant. C'est la théorie du poison traumatique et du poison miasmatique. Deux académiciens, MM. Verneuil et Gosselin, ont paru seuls accepter l'idée d'un poison traumatique agissant toujours à la surface de la plaie depuis son origine jusqu'à la cicatrisation, pouvant trouver des circonstances où il est plus ou moins absorbé, mais toujours présent dans la plaie et fabriqué dans l'organisme en plus ou moins grande quantité. Le mot de sulfate de sepsine, prononcé par M. Verneuil, a soulevé des orages, bientôt apaisés. Dans le fait, l'orateur le plus hostile et le plus opposé à ces idées de septicémie a été M. Chauffard qui, malgré les vives répliques de Gosselin, Verneuil, n'a voulu voir dans toutes les fièvres putrides qu'une réaction de l'organisme vital, après l'irritation traumatique. Il a surtout insisté sur la séparation de la spontanéité et de la spécificité des maladies, le caractère essentiel de la spécificité étant la production de produits spécifiques sous l'influence d'une cause commune non spécifique.

Ajoutons à cela des communications pratiques de Bouley sur l'aptitude des races animales à contracter la pyohémie, et des expériences de Colin différant fort peu de celles déjà mille fois répétées.

Cela n'a donc été qu'une appréciation officielle des idées revenues d'Allemagne, idées toutes françaises, comme a cherché à le prouver le respectable M. Bouillaud. Nous en trouvons l'origine dans le Mémoire de Gaspard, trop peu cité par tous ces orateurs.

Avant de donner sur la septicémie le résumé des travaux de Coze et de Feltz, qui viennent d'être publiés, il nous semble utile de savoir si l'élément septique est un produit chimique de la putridité. Et, comme dit Blum[1] :

« Faut-il ranger l'ensemble des phénomènes produits par l'introduction dans l'économie de substances septiques parmi les affections produites par des ferments non figurés, en général non

[1] Blum ; *loc. cit.*, tom. IV, pag. 13.

contagieux et non miasmatiques, parce que la cause ne se reproduit pas; ou bien parmi les affections dues à des virus le plus souvent figurés, contagieux et souvent miasmatiques?

En 1864, M. Davaine fait ses premières expériences [1], et, d'après lui, la septicémie paraît être non contagieuse.

Voici ses conclusions :

« Les effets des substances putréfiées ne vont pas au-delà de l'animal chez lequel on injecte ces substances ;

» L'agent toxique des matières putrides ne se régénère pas ; la putréfaction agit sur l'économie animale comme un poison. »

En 1869 [2], ce savant est revenu sur ces résultats.

Le professeur Robin [3] partage cependant cette opinion :

« L'altération des humeurs et des tissus sur le cadavre donne lieu à l'état virulent qui cause les accidents attribués aux piqûres anatomiques. La putridité, au contraire, est un mode d'altération de la substance organisée mortifiée qui succède graduellement à son état virulent cadavérique. La putridité n'est pas la virulence; elle la détruit même lorsqu'elle est arrivée à un certain degré.

» La putridité, d'après le même professeur, commence lorsque, aux dépens des éléments chimiques, des substances organiques qui se décomposent, se forment des carbonates et sulfhydrates d'ammoniaque, des traces d'hydrogène phosphoré et carboné associés à des acides gras volatils, tous composés chimiques définis. Elle ne saurait par conséquent être confondue, dans sa nature ni dans ses effets, avec la virulence provenant d'un simple changement isomérique.

» C'est ainsi que la putridité détruit ou modifie beaucoup le caractère de la virulence, parce qu'elle est le résultat de la décomposition des substances organiques.

» Les effets de la putridité sur l'économie sont à peu près proportionnés à la quantité de la matière putride, et disparaissent

[1] Comptes-rendus, tom. LVII, pag. 230, 240.

[2] Comptes-rendus de l'Académie des sciences.

[3] Comptes-rendus de la Société de Biologie. 1868.

avec elle, comme lorsqu'il s'agit d'un poison dont les matières putrides représentent une espèce particulière ; mais ces dernières n'ont pas, comme les substances virulentes, une action qui se continue et se propage, comme état local et comme état général, d'une manière prolongée et graduelle.»

On se rappelle les travaux de Hamont en 1827 ; de Leplat et Jaillard, en 1864. La même année, Weber [1] avait constaté que le sang d'animaux atteints d'infection putride possède des propriétés infectantes.

En avril 1865, M. Coze communiquait, à la réunion des Sociétés savantes, un travail fait en collaboration avec Feltz sur les fermentations intra-organiques et la production de quelques maladies infectieuses.

En voici les conclusions :

« 1° Le sang des animaux infectés par un liquide putride est lui-même infectieux ;

» 2° Le sang est profondément altéré dans ses globules rouges, et contient des éléments figurés (bactéries) animés d'un mouvement vermiculaire plus ou moins actif ;

» 3° Le même sang, dilué, filtré et injecté dans la trachée, ne produit pas la mort ; ce qui démontre que si les éléments figurés sont retenus par l'épithélium pulmonaire ou détruits par l'oxygène dans l'acte respiratoire, ce n'est pas la partie liquide du sang qui contient le principe infectieux ;

» 4° Au fur et à mesure d'inoculations successives à des individus différents, mais de même espèce, la mort survient plus rapidement ; ce qui ferait supposer que l'élément infectieux gagne en activité en passant dans des organismes semblables. »

M. Raimbert, dans son *Traité de la pustule maligne*, rapportait une série d'expériences à l'appui des opinions des professeurs de Strasbourg.

En 1869, M. Davaine [2] semble croire à la contagion de la

[1] *Deutsche Klinik*, 1864-1865.

[2] Comptes-rendus Académie des sciences, 25 janvier 1869.

maladie déterminée par l'inoculation du sang putréfié; voici son expérience rapportée par Feltz :

Un cobaye étant mort à la suite de l'injection d'une goutte de sang de bœuf putréfié, deux gouttes de sang, prises dans le cœur aussitôt après la mort, furent injectées dans l'épaisseur de la paroi abdominale d'un autre cobaye. Celui-ci mourut au bout de vingt-sept heures; une demi-heure après la mort, deux gouttes de sang du cœur furent injectées à un autre cobaye, qui meurt en vingt-deux heures. Trois autres cobayes furent successivement inoculés les uns des autres avec des résultats semblables.

Les bactéries sont à mouvements dans le sang des animaux morts de septicémie; toujours immobiles, au contraire, chez les animaux qui ont succombé aux affections charbonneuses.

M. Lemaire [1] croit que les accidents putrides sont produits par les éléments figurés. Il croit aussi que, selon que le milieu sera alcalin ou acide, on verra se former des microzoaires ou des microphytes. Plus tard, en 1867, il étudie le dépôt produit dans la vapeur d'eau condensée au milieu de salles d'hôpital, casernes, corps-de-garde, puis la couche (*vulgo* crasse) qui se dépose sur le corps de l'homme : dans tous les cas, il constate des bactéries, des vibrions et des monades.

En 1868, le Dr Polli (de Milan)[2] lit au Congrès international de Paris un Mémoire sur le traitement des maladies zymotiques par les sulfates, et dans lequel il dit avoir confirmé les expériences de Davaine, Coze et Feltz, et surtout celles qui regardent la reproduction artificielle des maladies à forme typhïque par l'injection, dans les veines des animaux, de matières organiques putrides contenant des bactéries et des vibrions.

Voici le résumé général des questions relatives à la septicimie, d'après MM. Coze et Feltz[3] :

Le corps humain est le point de départ et le siége de l'élément infectieux.

[1] Traité de l'acide phénique. 1865.

[2] Du traitement des maladies infect. par les sulfites. Milan, 1866,

[3] *Op. cit.*, pag. 123.

L'élément caractérisant l'infection est la bactérie qui, s'emparant de l'oxygène, rendrait le sang impropre à la nutrition.

Les accidents sont dus au phénomène initial de la fermentation putride, le développement des bactéries; lorsque les vibrions paraissent, la putréfaction est bien près de se terminer.

Chez l'homme comme chez les animaux, la production des vibrions n'a pas ou a à peine le temps de se faire; l'organisme a succombé ou a résisté.

Le danger est dans la bactérie et non dans le vibrion.

Cette manière de voir confirme l'opinion que la putridité tue la virulence.

Il y a donc, comme le dit M. Pasteur, séparation des deux phases de la fermentation putride. La première phase surtout détermine les accidents septiques.

LA PUTRIDITÉ EN OBSTÉTRIQUE.

On peut trouver chez les anciens les relations exactes des accidents putrides en rapport avec l'état puerpéral : ainsi Hippocrate [1], van Swiéten [2] (Lepecq de la Clôture, 1767 [3]).

Mais ce n'est qu'après Broussais qu'on cherche à rattacher toutes les fièvres graves à des altérations locales. M. le professeur Wieger [4] a rapporté une théorie qui a fait assez de bruit en Allemagne.

M. Semmelweis [5] fait remarquer que la fièvre puerpérale [6] se

[1] Coaques, 3.

[2] Comment. in Boërhaave, 1765, IV, s. 1. 1329.

[3] Si l'on désire des indications bibliographiques sur l'histoire de la fièvre puerpérale, consulter: Thèse de Paris, par J. Wrotnowski: De la fièvre puerpérale. nº 141. 1858. — *Id* , Espagne; Thèse de Montpellier. — Sieffermann ; Description d'une épidémie de fièvre puerpérale, thèse de Strasbourg, 1862.

[4] Gaz. méd. de Strasbourg, 1849, nº 4, pag. 97.

[5] *Sitzungsberchte der K. K. Acad. der Wissenschafter*, octob. 1849 ; aujourd'hui professeur d'accouchements à Pesth ; en 1849 chef de clinique à la clinique d'accouchements de Vienne.

[6] Strohter, en 1718, est le premier auteur qui ait employé l'expression de fièvre puerpérale.

montrait aux époques où les étudiants fréquentaient assidûment les salles de dissection. Il conclut que les étudiants, en explorant les organes génitaux des accouchées, y introduisaient des matières putrides.

On fit faire aux étudiants des lotions chlorurées, et on crut, en effet, remarquer la diminution de la maladie. Tous ces résultats furent contestés. Voici comment M. Sieffermann (d'après Feltz) présente à ce sujet l'opinion du savant doyen de Strasbourg :

« Il y a d'autres causes qui donnent naissance à cette maladie si grave.

» Les épidémies de fièvre puerpérale se développent sous l'influence de causes plutôt déprimantes qu'excitantes.

» La cause *sine quâ non* est un levain, un ferment, dont la nature nous est cachée ; la fièvre puerpérale est une de ces maladies que les Allemands appellent zymotiques, de ζυμωσις fermentation. Elle est transmissible, soit par le contact de matières provenant de personnes infectées, soit par miasmes répandus dans l'air.

» M. Stoltz ne croit pas qu'en temps ordinaire la fièvre puerpérale puisse être transmise ainsi à distance, mais il l'a vue souvent se fixer à certains lits, à certains appartements, et il pense que c'est surtout en temps d'épidémie grave que le principe contagieux ou zymotique doit pouvoir se propager, sinon se colporter. »

MM. Coze et Feltz croient qu'accidentellement l'infection du Dr Semmelweis peut se présenter. Il y a loin de là à une théorie générale. Ils comprennent ainsi les accidents putrides dans la puerpéralité [1] :

« Nous pensons que, sous l'influence de conditions déprimantes, la femme en état de puerpéralité peut être infectée, soit par elle-même (septicémie puerpérale autochthone), soit par des éléments infectants transportés ou flottant dans l'air des salles en temps d'épidémie (septicémie puerpérale hétérochthone). »

[1] *Op. cit.*

Nous ne pouvons résumer la grande discussion qui a eu lieu à l'Académie de médecine en 1857. Nous donnons en note l'opinion des principaux orateurs [1].

Nous voulons isoler l'infection purulente de l'infection putride, et nous n'avons à décrire ici que ce qui a rapport à la gangrène de la matrice.

Luroth [2], Danyau [3], Tarnier [4], Dumontpallier [5], Augier [6] ont décrit dans leurs thèses la métrite gangréneuse, la *putrescentia uteri,* « maladie terrible, dit Tarnier, enlevant rapidement les malades. On trouva la face interne de l'utérus presque toujours ramollie, grisâtre, d'une odeur très-fétide, baignée dans la sanie ichoreuse. Les malades peuvent mourir en quatorze heures sans autre lésion que la putridité de la matrice. »

M. Béhier [7] a fait de belles leçons sur les maladies de femmes

[1] Pour Depaul, c'est une maladie à part : pour Guérard, Dubois, Danyau, c'est une maladie essentielle (opinion partagée d'ailleurs par MM. les professeurs Anglada et Castan ; Traité des fièvres, pag. 168) ; pour M. Beau, c'est une phlegmasie liée à une diathèse inflammatoire ; pour M. Piorry, c'est une série de phlegmasies : métrites, phlébites purulentes ; pour Cazeaux, c'est une phlegmasie grave liée à une altération particulière du sang, sous la dépendance du génie épidémique ; pour Jacquemier, une métro-péritonite ; Legrand partage l'opinion de Piorry ; pour Béhier, une phlébite purulente ; pour Bouillaud, une infection septique et purulente du sang avec élément phlegmasique. Pour Velpeau, c'est une inflammation locale modifiée par l'état puerpéral ; pour Trousseau, une phlegmasie d'une nature particulière due à une cause spécifique, et pouvant gagner le fœtus, l'enfant nouveau-né, les femmes hors de l'état puerpéral et même les blessés de tout sexe et de tout âge. Pour Cruveilhier, maladie par infection contagieuse, miasmatique, liée à une purulence des lymphatiques de l'utérus et de ses dépendances. Pour Hervez de Chégoin, infection purulente, infection putride ; pour Guérin, infection putride produite par un mécanisme spécial de l'utérus et des trompes, sous l'influence du retrait régulier de la matrice.

[2] Thèse de Strasbourg. 1827.

[3] Thèse de Paris. 1829.

[4] Thèse de Paris. 1857.

[5] Thèse de Paris. 1857. — De l'inflammation purulente et putride chez les nouvelles accouchées.

[6] Thèse de Strasbourg. 1867.

[7] Clinique médicale. Paris, 1864.

en couches. Nous allons lui emprunter ce qui a trait à la putridité morbide chez les accouchées.

Son expérience est basée sur 2276 observations prises au lit du malade; elle lui permet d'établir une analogie parfaite du frisson qui suit l'accouchement et du frisson consécutif aux grandes opérations : « Qu'est-ce autre chose que ce frisson, si ce n'est la conséquence de l'ébranlement général qui a causé à la femme cette série de phénomènes que, dans un langage figuré et plein de justesse, on a désigné sous le nom de travail ? » C'est la première période de la fièvre traumatique de Billroth.

Au bout de douze à quatorze heures, l'écoulement des lochies prend les apparences du liquide qu'une plaie laisse échapper après ce même délai : d'abord séro-sanguin, puis purulent avec teinte jaunâtre. Béhier s'appuie sur toutes ces données pour démontrer l'idée de la plaie utérine, idée qu'il développe d'ailleurs tout au long et qui a été reprise en 1862 par Pajot. La preuve d'une plaie en état de suppuration, c'est qu'il n'y a pas d'exemple d'accouchées qui n'aient pas présenté de lochies.

On conçoit qu'une irritation, une influence quelconque vienne changer cette plaie, et alors la nature du liquide qu'elle produit s'altère.

Il ne croit pas, avec Cruveilhier, que la fièvre de lait soit une réaction déterminée par la plaie utérine, une sorte de fièvre traumatique. « Et tout en rattachant la présence du mouvement fébrile à l'acte de la sécrétion mammaire, j'accepte tout à fait, dit-il, que le point de départ de ce mouvement réside dans les modifications utérines. »

M. Béhier cherche ensuite les rapports qu'il peut y avoir entre les lésions constatées à l'autopsie et les symptômes graves présentés par les malades. « Tous mes efforts seront consacrés à vous démontrer que la maladie que l'on a considérée comme une entité et désignée sous le nom de fièvre puerpérale, n'existe pas à titre de maladie spéciale bien délimitée, comme espèce morbide distincte, mais qu'elle n'est autre chose que la réunion de plusieurs affections qui, par la combinaison de leurs lésions, de leurs symptômes et de leurs influences pathologiques réciproques, prennent une physionomie différente à plusieurs égards de celle que chacune d'elles offre quand elle est isolée ». C'est le volume considérable de l'utérus, la péritonite (plus souvent locale que générale, et se montrant alors au niveau de l'appareil utérin, comme l'a établi Tonnelé [1]), la phlébite (décrite dans le mémoire déjà cité de Dance), l'ovarite et la métro-ovarite.

La présence du pus dans les veines est très-fréquente, et les chiffres de Béhier sont éloquents : sur 145 autopsies il en a trouvé 141 fois.

Les vaisseaux lymphatiques présentent des altérations analogues à celles des veines; disons à ce propos que Lucas Championière [2] établit dans sa thèse, basée sur des recherches anatomiques et cliniques, l'existence fréquente de la lymphangite utérine localisée aux angles, comme cause des accidents puerpéraux. Tonnelé, dans le Mémoire que nous avons cité plus haut, fait remarquer que les lymphatiques malades se trouvent sur les parties latérales.

Lucas Championière n'a pas voulu généraliser cette lésion et en faire une explication de la fièvre puerpérale ; mais il place la lymphangite en tête des accidents qui causent les morts rapides et nombreuses des maternités.

Il a trouvé cette affection, avant l'accouchement, déterminée par le simple toucher et amenant la mort par suite d'une lymphite du col. « Il est évident que l'encombrement, l'épidémie, jouent alors un grand rôle; la contagion venait les compliquer, mais sur un plan secondaire. » C'est une amplification des faits déjà avancés par Tonnelé, Cruveilhier, Duplay, Botrel, Denier-Fontaine, Tarnier, Dance, Hope, Béhier, Billoir.

Béhier, dont nous allons de nouveau montrer l'exposé, décrit après ces diverses lésions celles de l'utérus lui-même [3]. « La gangrène véritable se rencontre avec la coloration noire; vingt-

[1] Arch. gén. de méd., tom. XXII, pag. 351. 1830.

[2] Thèse de Paris, 1830.

[3] *Loc. cit.*, pag. 519.

deux fois elle existait seule; seize fois elle était associée à une autre altération de la face interne. Assez souvent elle n'a frappé que le col utérin, qu'on trouve dilacéré, déchiqueté, plus ou moins profondément réduit en putrilage noir et fétide. Cette fréquence de la gangrène au col s'explique par ce fait que, dans le travail de l'accouchement, c'est le col qui subit au plus haut degré les contusions et les pressions diverses. »

Cette gangrène peut occuper le vagin et la vulve elle-même. Elle a été décrite par Boër, Desonneaux, par Luroth, Danyau et Tonnelé, sous le nom de *putrescence* ou de ramollissement.

« Une odeur des plus fétides s'exhale de ces surfaces, et rarement j'ai pu être exposé pendant un certain temps à ces émanations, lors de l'examen un peu prolongé de ces lésions, sans être pris de coliques et de dérangement intestinal. Le tissu sous-jacent est ramolli, réduit en pulpe brunâtre.

» Il suffit d'avoir vu une seule fois dans sa vie le moignon d'un amputé ou une plaie un peu étendue atteints de pourriture d'hôpital, à forme diphthéritique, pour reconnaître immédiatement la similitude parfaite qui existe entre les deux cas. »

Il a rencontré cette altération 49 fois sur 133 autopsies; 16 fois elle coïncidait avec des plaques gangréneuses ordinaires siégeant sur d'autres points de l'utérus.

Cette lésion est, d'après Béhier, la seule capable de se propager par contagion sur les femmes en couches, comme elle semble le faire dans les salles de chirurgie.

Je termine la liste de ces accidents par les abcès métastatiques dans divers appareils, et l'aspect du sang, que l'on trouve souvent diffluent, foncé, couleur gelée de groseille, semblable à celui de la fièvre typhoïde.

Parmi les suites anormales de l'accouchement, Béhier voit trois groupes :

Dans un premier groupe, ce sont des symptômes d'inflammation locale plus grands ;

Dans le deuxième, il y a phlébite utérine, infection, putridité consécutive. Et alors le tableau clinique présenté par les malades est en tout semblable à celui des amputés.

Si nous avons insisté sur ces divers accidents puerpéraux, c'est pour mieux saisir entre eux une certaine liaison et pour que le lecteur comprenne plus facilement les véritables accidents de putridité en obstétrique.

Ce sont ceux du troisième groupe ; alors les symptômes sont semblables à ceux des deux premiers groupes, auxquels viennent s'ajouter ou une péritonite ou la gangrène, dont j'ai parlé plus haut.

« En effet, chez certaines femmes, alors qu'existent des phénomènes fébriles sérieux et que la maladie est déjà grave, les symptômes adynamiques augmentent brusquement: les lèvres, les gencives et la langue deviennent fuligineuses ; la face s'altère plus profondément et pâlit ; les forces tombent rapidement, la diarrhée s'établit en permanence ; puis la mort termine très-promptement la scène. Les lochies étaient fétides et contenaient des paquets pseudo-membraneux, des lambeaux escharifiés ; ces symptômes surajoutés correspondent à la gangrène un peu profonde de plusieurs points de l'utérus et du vagin.

» Cette gangrène peut naître, parce que la plaie utérine peut se compliquer, comme toutes les plaies, sous l'influence d'un état épidémique ou sous l'influence du mauvais état général de l'accouchée. Mais le plus souvent c'est en quelque sorte une gangrène traumatique, une gangrène de cause mécanique ; elle est due à une compression, que cette compression ait été faite par le fœtus pendant un travail prolongé, ou qu'elle ait été produite par des manœuvres chirurgicales, version, application du forceps, etc. »

Notons aussi qu'au lieu de rester locale, cette gangrène peut se compliquer de pourriture d'hôpital. Au traumatisme s'ajoutent des fausses membranes ; alors l'écoulement vaginal prend une odeur particulière ; c'est dans ces cas que les symptômes ataxo-adynamiques marchent avec une terrible rapidité.

Ce troisième groupe symptomatique est pour Béhier cette

maladie décrite sous le nom de *fièvre puerpérale*. Tous les faits, d'après lui, ne s'expliquent pas par l'infection putride ; mais, dit-il, « j'ai seulement remarqué que les faits qu'on présentait comme des exemples dans lesquels n'existait aucune lésion offraient une altération grave et sérieuse, et que, du reste, j'en suspectais une autre échappée à l'observation..... On s'explique sans peine cette altération du sang, qui est, non pas primitive, mais consécutive à l'infection purulente et tout à fait semblable à celle qu'on trouve dans les cas chirurgicaux ; de même que les symptômes à forme typhoïde observés chez les femmes en couches sont de tous points semblables à ceux que le chirurgien relève chez les blessés atteints de la même infection ; aucune différence ne peut être saisie entre les symptômes[1]. » Il admet les idées de Bouillaud : « L'existence de la fièvre puerpérale, telle qu'elle a été caractérisée et définie par L. Dubois, Depaul et Danyau, c'est-à-dire constituant une entité fébrile nouvelle, *sui generis*, essentiellement distincte de toutes celles inscrites dans les cadres nosologiques, n'est aucunement démontrée. »

A Montpellier, M. Castan[2] la range dans le groupe des fièvres essentielles : « M. Paul Dubois nous paraît, dit-il, être entré dans une bonne voie, lorsqu'il a distingué chez la femme en couches deux sortes d'accidents : les premiers, qui sont les plus fréquents, sont des accidents à forme bilieuse ou inflammatoire ; les seconds constituent la fièvre puerpérale proprement dite. » Déjà Leroy avait une distinction semblable dans le fond, sinon dans la forme[3].

M. Anglada, dans ses Leçons, l'a encore mieux précisée[4] : La femme en couches, dit le professeur de Montpellier, est susceptible de contracter toutes les maladies ; elle est sujette aux fièvres saisonnières. La fièvre puerpérale, si bien étudiée par Doulcet en 1782, était probablement une fièvre bilieuse survenue chez

[1] Béhier, pag. 553, 568.

[2] Traité des fièvres, 2e édition. Montpellier, 1872.

[3] Leroy ; Mémoire sur les fièvres aiguës, pag. 37.

[4] Anglada ; Leçons orales, 1858-1859.

les femmes en couches; les succès de son traitement (ipécacuanha), par lequel il ne perdit que cinq malades sur deux cents, le prouvent, il nous semble, suffisamment[1].

LA PUTRIDITÉ EN MÉDECINE.

DEPUIS BROUSSAIS JUSQU'A NOS JOURS.

Nous venons de voir les nombreux travaux publiés par les expérimentateurs, les chirurgiens et les accoucheurs; le champ à exploiter était considérable, la moisson a été remarquable.

Dans cette marche brillante, les médecins ne sont pas restés en retard, et pour bien apprécier leurs travaux et les idées qui les ont guidés, il faut se rappeler quel était l'état des esprits au commencement de ce siècle.

L'humorisme ancien, comme j'ai cherché à le démontrer, avait régné en maître pendant toute la période métaphysique. Il reposait sur des faits inexacts, mais il était fortement appuyé par la pathologie de l'époque. Il est certain que les idées des médecins anciens sur les maladies putrides sont bien différentes suivant qu'ils sont humoristes on solidistes. Il me semble que les épidémies du moyen âge étaient bien faites pour fortifier les médecins des siècles antérieurs au nôtre dans la croyance d'une altération des humeurs. Ajoutez que la tradition l'enseignait: le maître avait dit. Ce fut donc l'opinion des meilleurs esprits: Sydenham, Pringle, Huxam, Sarcone, Stoll, Quarin. Pinel lui-même, qui attaque l'humorisme avec tant de fougue, n'ose pas porter la main sur la classe des fièvres putrides. Résolu cependant, comme tous les novateurs, à changer quand même, il propose le nom de fièvres adynamiques. Il avoue que l'odeur fétide des déjections, l'état du sang, la putréfaction rapide, les hémorrhagies, semblent se réunir pour plaider en faveur de la théorie humorale.

[1] Mémoire sur la maladie qui a attaqué en différents temps les femmes en couches de l'Hôtel-Dieu de Paris.

D'autres circonstances s'ajoutèrent en même temps pour fortifier le solidisme : une réaction assez forte contre les idées de Barthez, la physiologie brillante de Bichat, et l'enthousiasme avec lequel on se livra à l'étude de l'anatomie pathologique.

Brown[1], ressuscitant les doctrines des méthodistes, avait proclamé qu'il n'existait dans les maladies que force et faiblesse, et, par cela même, il s'était élevé contre la théorie de la putridité des humeurs. — On connaît sa proposition capitale : la vie est entretenue par les stimulants.

Puis ce puissant génie : Broussais !

Ses idées sur l'irritation et ses conséquences ruinaient complètement les théories sur la putridité, déjà si vivement attaquées par Pinel. Le triomphe du solidisme était complet et superbe.

Mais on ne détruit que ce que l'on remplace, et bientôt les médecins allaient s'apercevoir que le solidisme était incapable à lui seul d'expliquer tous les résultats que l'expérience allait donner.

Dès 1817, Chomel [2] élève la voix pour rendre aux liquides l'importance qu'ils devaient avoir dans les phénomènes de la vie, soit en maladie, soit en santé.

En même temps Gaspard, Orfila [3], et tous ces brillants expérimentateurs dont on a vu les noms, s'étaient mis à l'œuvre et avaient montré le rôle important des injections septiques dans le sang.

Les épidémies sévirent alors sur notre pays, dont les désastres n'ont trouvé de comparaison que de nos jours ; et les publica-

[1] Brown, né en 1735 à Buncle, comté de Berwicken (Écosse), mort en 1788, publie ses *Elementa médicinæ* en 1779, traduct. franç. par Bertin en 1805. — Rasori, qui avait appris en Angleterre les idées de Brown, réagit fortement contre le novateur écossais : «Il pose en principe que la vie est le résultat de deux forces distinctes et contraires, également actives, le stimulus et le contro-stimulus, qui s'équilibrent dans l'état de santé, mais qui se priment, se neutralisent ou se détruisent dans l'état de maladie.» (Delioux ; *loc. cit.*)

[2] Path. gén., 1re édit.

[3] Toxicologie, tom. I, 3e édit., pag. 492.

tions sur le typhus, le Traité d'Hildenbrand, prouvèrent l'influence pernicieuse des émanations putrides.

L'humorisme prenait donc peu à peu une nouvelle importance, importance qu'il devait à l'étude plus approfondie que l'on faisait de la putridité ou des altérations putrides du sang.

Les médecins suivaient les travaux de l'école expérimentale, en s'y associant parfois. Il faut bien le dire, il n'y avait pas de doctrine médicale suffisamment puissante pour enchaîner tous les esprits.

L'école de Paris, indécise et hésitante, un moment guidée par le réformateur du Val-de-Grâce, réagissait fortement, et malgré Laënnec, Chomel, Louis, Bouillaud, Piorry, Andral (tous noms français), il n'y avait plus, comme autrefois, homogénéité et vues uniformes. Il fallait se mettre à l'œuvre pour organiser une médecine nouvelle, ou tout au moins pour trouver des théories. On comprit que la médecine n'est pas une science où il soit permis de raisonner *à priori* : tous les plus petits faits doivent être constatés par l'expérience.

C'est alors, vers 1840, que MM. Andral et Gavarret se mettent à l'œuvre et produisent les beaux travaux d'hématologie qui suscitèrent en Europe une si profonde émotion. La portée des résultats atteints par ces deux savants était incalculable : des horizons nouveaux se découvrent. Ce fut là une nouvelle période pour les théories humorales.

Mais il n'est pas besoin de montrer combien cet humorisme allait être différent de l'ancien.

Tous les travaux publiés après Andral et Gavarret n'ont eu pour but que de développer les idées de ces deux savants. Je vais les exposer maintenant. Ces quelques réflexions feront mieux comprendre la marche de l'esprit humain pendant la période positive, ses tâtonnements à son début, pour n'avoir pas assez médité ces paroles de Bichat, qu'on dirait empruntées à Hippocrate [1] : « Une théorie exclusive de solidisme ou d'humorisme est un contre-sens pathologique.»

[1] Voy. à ce sujet le livre de l'*Ancienne médecine*.

Vers 1820, paraissent successivement, en Allemagne : le *Traité de médecine pratique* de Pierre Frank [1] et la *Pathologie interne* de Joseph Frank [2].

Pierre Frank décrit des fièvres continues nerveuses : c'est le genre ; et comme espèce, la fièvre nerveuse stupide, ou adynamo-ataxique, avec prédominance de l'ataxie, et la fièvre lente nerveuse, les pestes, typhus, etc... Leur cause doit être cherchée dans le principe que préparent pour la destruction des hommes les lieux infectés d'exhalations animales : « Ainsi, la cause des fièvres nerveuses paraît moins souvent résider dans la matière putride que dans un principe qui s'unit facilement avec elle, principe d'une nature inconnue et dont l'action se porte sur les nerfs, à la manière des substances vénéneuses. Ce délétère produit, selon la diversité de la nature, la variété des sujets qui le reçoivent et la constitution régnante, des effets variés dans une machine sensible, tantôt excitants, tantôt débilitants, qu'on a ingénieusement comparés aux effets de la fumée de tabac, chez les personnes non habituées à son usage.»

Le délétère contagieux de la fièvre nerveuse est un produit animal qui s'engendre dans le corps des divers malades, dans un milieu rempli de leurs exhalaisons. Ce principe contagieux a pour caractère particulier de s'associer non-seulement avec les affections gastriques, inflammatoires, mais avec les virus variolique et morbilleux, qui dépouillent alors leur forme ordinaire.

Joseph Frank étudie la putridité dans les fièvres continues, et il la décrit spécialement à propos des fièvres nerveuses. — Les fièvres nerveuses sont toutes fièvres continues, accompagnées d'une prostration évidente des forces, d'affaiblissement du système nerveux et de contradiction dans leurs symptômes. Parmi ces dernières sont les fièvres nerveuses provenant des fièvres gastriques. «Comme pendant la durée de ces fièvres, dit-il, les

[1] Trad. Goudareau, tom. I, pag. 68 et suiv., 2 vol. Paris, 1842.

[2] *Praxeos medicæ præcepta universa.* Lipsiæ, 1826-1832. Trad. franç. de Bayle, tom, I, pag. 224-229, 6 vol. Paris, 1857.

parties constituantes du corps perdent souvent leur consistance et présentent ordinairement des indices de dissolution, sinon une putréfaction complète, au moins une tendance à cet état, on leur a donné le nom de *fièvres putrides*. D'après Frank, les fièvres putrides affectent les nerfs et vicient le sang [1]. » Cette affection des nerfs offre beaucoup de rapports avec l'effet des poisons narcotiques et de la contagion typhoïque.

« On doit donc un tribut de reconnaissance aux hommes qui ont combattu cette absurde doctrine de la putridité et ont soumis à une sévère discussion les signes de putréfaction dans les maladies, signes tirés de l'odeur désagréable, de l'état du sang, de l'effet des antiseptiques, et de la prompte décomposition.

Il résulte de cet examen : 1° que les exhalaisons du corps humain, même dans l'état de la plus parfaite santé, répandent quelquefois une odeur insupportable; 2° que le sang, dans les fièvres dites putrides, n'est pas toujours plus fluide qu'à l'ordinaire, mais qu'au contraire il se coagule quelquefois fort promptement; 3° que si les moyens antiseptiques empêchent la putréfaction des substances privées de la vie, ils ont une tout autre action sur le corps humain soumis à ses lois, comme le démontre l'action du froid arrêtant dans le premier cas la putridité, et dans le second la provoquant : par exemple, les cas si nombreux de gangrène des oreilles, du nez, sous l'influence d'un hiver rigoureux; 4° enfin, la putréfaction des cadavres indique la tendance à la putridité comme un effet de la maladie, mais nullement la *putridité elle-même* comme *sa cause*.

Cet état est, en effet, si opposé à la vie qu'il est regardé comme le signe le plus incontestable de la mort, et qu'il suffit de l'introduction de la plus petite goutte d'ichor putride dans la masse du sang, pour la produire.

On peut donc conserver le nom de *fièvres putrides* pour l'appliquer seulement aux fièvres nerveuses provenant de fièvres gastriques, et cela d'autant plus que les médecins de notre époque

[1] J. Frank ; *loc. cit.*, pag 233.

se sont unanimement accordés sur le véritable sens de l'expression de *putridité*, et qu'il ne peut résulter aucun inconvénient nouveau de sa fausse interprétation. »

Plus bas il dit qu'il n'a pas craint de regarder les fièvres nerveuses comme une espèce de scorbut aigu. Nous ferons remarquer que cette idée avait déjà été exprimée par Bordeu dans ses recherches sur le pouls[1].

Disons, à propos de Joseph Frank, que son traducteur BAYLE[2] regarde la fièvre typhoïde comme synonyme de fièvre putride. Voici sa théorie sur la production des accidents putrides : c'est une matière septique qui altère le sang; celui-ci, se rendant dans toutes les parties de l'organisme, agit sur elles d'une façon anormale. Elles réagissent, et chaque organe exprime sa souffrance à sa manière. La nature, pour éliminer la cause morbifique, la pousse vers les émonctoires de l'économie; d'où accidents.

Ordinairement cette tendance n'est nullement suivie d'un résultat salutaire, à cause de l'intensité de l'altération du fluide vital. Alors les accidents putrides se montrent de tous les côtés.

[1] Œuvres par Richerand, tom. I, pag. 360. — Nous citons ce passage remarquable, qui d'ailleurs a rapport à notre sujet :

« Il est évident que le système des humoristes n'est nulle part aussi spécieusement appliqué que dans l'explication de plusieurs des symptômes de cette fièvre : la dissolution du sang, sa coagulation, ses vicieux mélanges, sont une suite nécessaire de la suspension des sécrétions............ C'est donc avec raison que la fièvre maligne doit être regardée comme le fonds de plusieurs maladies jointes ensemble : un malade attaqué de fièvre bien caractérisée a tout à la fois le cerveau embarrassé, les nerfs pris, les humeurs altérées, mal combinées ; il a toutes les espèces d'embarras qui peuvent être les causes de plusieurs maladies du ventre, de la poitrine, de la tête et des autres parties ; il est, pour ainsi dire, dans l'état qui pourrait constituer un *scorbut aigu* ; tous les couloirs sont étranglés, tous les vaisseaux sont inégalement engorgés. Aussi l'ouverture des cadavres des personnes mortes d'une fièvre vraiment maligne démontre-t-elle que tous les viscères sont ecchymosés, meurtris, prêts à entrer en putréfaction, semblables aux chairs d'un animal qui a été forcé par la course : aussi la fièvre maligne bien caractérisée n'est-elle souvent, si on peut le dire, qu'une agonie allongée ; c'est un renversement presque total de l'économie animale, une sorte de délire de la nature, et le plus dangereux écueil de l'art. »

[2] Éléments de pathologie médicale, tom. I, pag. 178. Paris, 1856.

En même temps que ces *Traités de pathologie* des deux Frank paraissait le *Dictionnaire* en 60 volumes : nouvelle preuve du manque absolu de doctrine générale. L'article *Putridité* est de Mérat[1] ; il ne donne rien de spécial et n'est pas plus remarquable que celui de Bricheteau dans l'*Encyclopédie*.

J'ai déjà parlé, dans la partie chirurgicale, du Mémoire de Trousseau et Dupuy qui parut en 1826. D'après leurs expériences, il leur semble que les accidents putrides doivent être attribués moins à l'irritation qu'à l'altération des liquides. Tous les accidents nerveux doivent, d'après eux, être rattachés à l'action sur le cerveau du principe même introduit dans les veines. Ils se plaignent de ce que les fluides ont été dépossédés des priviléges qu'ils possédaient autrefois.

Ce sont ces mêmes regrets qu'exprime ROCHOUX[2].

Après avoir décrit la marche rapide d'une fièvre où les accidents mortels s'accompagnèrent de putréfaction presque immédiate, il conclut à l'altération du sang pendant la vie, altération survenue sous l'influence de fatigues prolongées. Le sang s'est altéré et il y a eu empoisonnement général. Notons à ce propos que Bouley a vu la morve se développer chez les solipèdes qui ont été surmenés.

En 1835, DUBOIS[3] (d'Amiens) étudie la putridité dans son chapitre sur les Fièvres typhoïdes d'Europe. La fièvre typhoïde, héritière de l'engouement que toute une génération avait voué à la gastro-entérite, commençait à être bien connue par les travaux de Chomel[4], Louis[5], Bretonneau[6].

M. Dubois constate que le mot de putridité répugnait à l'école de Pinel ; mais est-il possible de nier l'altération des liquides ? et

[1] Tom. XLVI, pag. 292.

[2] Mémoire sur les maladies avec ou par altération du sang, Archiv. de méd. prat., tom. XIII. pag. 161, février 1827.

[3] Path. gén., tom. I, pag. 393. 2 vol. Paris.

[4] Clin. méd. Paris, 1834.

[5] Rech. anat., path. et thérap. sur la mal. connue sous le nom de fièvre typhoïde. Paris, 1829.

[6] De la dothiénentérie (Arch. de méd. 1826).

si l'on ne veut admettre qu'ils éprouvent pendant la vie une sorte de décomposition putride, il faudra bien avouer que ces fluides ne sont pas normaux. Nous ne connaissons pas leur mode d'altération, mais ils sont altérés.

J'ai écrit déjà le nom de BOUILLAUD (v. pag. 68) et montré que dès 1826 il s'était occupé de cette question. Il la reprend dans les articles *Fièvre* et *Humorisme* du *Dictionnaire* en 60 volumes, et en 1835 dans le *Journal hebdomadaire* [1], puis dans sa *Nosographie* [2]. Dans ce dernier ouvrage, il montre que le sang ressemble, quand les symptômes sont peu graves, à de la gelée de groseille mal cuite, et, lorsque la septicémie est portée bien loin, à du résiné très-mou. Puis il étudie comment se produit la putridité dans l'entéro-mésentérite et dans les autres inflammations.

« Avant d'aller plus loin, nous ne pouvons nous empêcher de faire observer que, sous l'expression de fièvre putride, se trouvent comprises les idées des deux états morbides essentiellement différents. En effet, quelle identité existe-il entre la décomposition putride et la fièvre, double élément dont l'expression de fièvre putride emporte l'idée avec elle ? Ces phénomèmes putrides ou la putridité constituent réellement une complication de la fièvre.

» D'ailleurs, quelque distinctes que soient entre elles l'inflammation générale ou partielle et la putridité, il est très-vrai que la première est souvent la cause occasionnelle de la seconde. On sait, en effet, que l'inflammation se termine quelquefois par la désorganisation et la gangrène des parties qu'elle affecte. Or, qu'arrive-t-il alors ? Les parties organisées, privées de la vie, ne tardent pas à devenir le siége d'une véritable décomposition putride. Mais nous trouvons là une nouvelle preuve de la différence essentielle et vraiment énorme qui existe entre l'inflammation et la putréfaction. La première suppose nécessairement la vie

[1] Mémoire ; Note générale sur les altérations des liquides ou des humeurs dans les maladies, suivie de quelques réflexions sur l'état du sang dans les inflamm. simples et dans les inflamm. putrides, malignes ou typhoïdes, tom. III, pag. 353.

[2] Nosographie, tom. I, pag. 361.

dans les parties qu'elle occupe, tandis que l'autre y suppose généralement la mort. Personne, je crois, ne conteste l'existence de la putréfaction locale, suite de gangrène ou de mort partielle. Quant à la putréfaction générale, en prenant ce mot dans toute la rigueur de son acception, elle ne peut se développer pendant la vie, puisque, d'après ce qui précède, son développement supposerait une mort générale, et partant la mort réelle ou proprement dite.

» Ainsi donc, les phénomènes généraux de putridité dans les fièvres dites putrides seraient une pure chimère, si l'on entendait par cette expression les phénomènes d'une véritable putréfaction universelle des liquides et des solides. Cependant, les phénomènes de putridité étant de toute réalité, d'où proviennent-ils ? » M. Bouillaud, répondant à cette question, admet que les fièvres putrides sont consécutives, tantôt à une inflammation gastro-intestinale, tantôt à une phlegmasie autre que celle des viscères digestifs.

L'inflammation de la muqueuse gastro-intestinale ne suffit pas, d'après Bouillaud, pour déterminer à elle seule les fièvres dites putrides. Dans tous les cas où l'état adynamique putride a été observé, on a pu le rattacher à l'introduction d'une certaine quantité de matière putride dans la circulation, grâce à certains organes absorbants. « Suivant cette explication, la putridité, au moyen de l'espèce de levain qui circule dans le sang, se généralise, en quelque sorte, comme l'irritation inflammatoire se généralise de son côté par l'intermédiaire du système vasculaire et du système nerveux ganglionnaire. »

Nous voici maintenant arrivé aux expériences d'Andral et Gavarret, qui peuvent être considérés comme les véritables fondateurs de l'hématologie. Imités plus tard par Becquerel et Rodier, ils avaient été précédés dans cette voie par MM. Denis, Le Canu, Donné, et Piorry.

Parmentier et Deyeux[1] avaient, il est vrai, publié un mémoire

[1] Mémoire sur le sang, dans lequel on répond à cette question : « Déterminer,

sur notre sujet : mais les faits étaient trop peu nombreux. Cependant, il faut l'avouer, le voie était ouverte.

Denis et Le Canu publièrent leurs recherches sur le sang. Mais c'est seulement en 1842 que Denis (de Commercy) publie ses magnifiques recherches sur les matières albumineuses, recherches un moment délaissées, mais tirées de l'oubli par Alex. Schmitt et les nouvelles théories sur la plasmine.

M. Donné, dès 1836, en se fondant sur l'action dissolvante qu'exerce l'ammoniaque sur les globules sanguins, en laissant intacts les globules de pus, avait tenté une première expérience chimique sur le sang.

M. Piorry avait publié ses travaux sur l'hémite et sur la couenne inflammatoire[1] ; mais ce n'étaient là que des travaux séparés.

MM. Andral et Gavarret communiquèrent un premier mémoire à l'Académie des sciences[2]. Voici leurs conclusions pour la fièvre typhoïde :

« En résumé, une diminution de la fibrine, d'autant plus marquée et d'autant plus considérable que la fièvre typhoïde a elle-même plus de gravité : voilà le trait caractéristique de l'altération du sang dans cette maladie, d'où se déduit, comme un autre trait, un excès de globules par rapport à la fibrine ; mais dans les premiers temps il n'y a en réalité (et cela même pas toujours) qu'excès de globules, et la fibrine n'est alors en moins que par rapport à eux. A une époque de gravité plus grande, il y a en réalité diminution de la fibrine, d'où il suit que le caractère fondamental de

d'après les découvertes modernes chimiques et par des expériences exactes, quelle est la nature des altérations que le sang éprouve dans les maladies inflammatoires, dans les maladies fébriles putrides et dans le scorbut, par les citoyens Parmentier et Deyeux. 1794.

[1] Traité des altérations du sang. 1840.

[2] Séances des 27 juillet et 3 août 1840. Recherches sur les modifications de proportion de quelques principes du sang (fibrine, globules, matériaux solides du sérum et eau) dans les maladies. Mém. publié dans les Annales de chimie et de physique, tom. LXXV (novembre 1840, pag. 284). Puis en 1842, 2me Mém., même journal, 3e série, tom. V. — Recherches sur la composition du sang de quelques animaux domestiques dans l'état de sa santé et de maladie, par Andral, Gavarret et Delafond.

l'altération du sang, dans la fièvre typhoïde, ne se développe ou ne devient manifeste que dans sa forme grave, et que dans les cas légers il peut arriver que le sang ne présente que des caractères purement négatifs. »

Trois ans plus tard, M. Andral publie l'exposé de ses travaux sur le sang [1]. M. Andral explique d'abord la meilleure méthode à suivre dans les études d'hématologie pathologique. Il faut emprunter des lumières à la chimie, à l'histologie, aux expériences physiologiques. Celles-ci surtout sont importantes, car on peut ainsi rendre le sang à peu près semblable à ce qu'il est dans les maladies. « C'est en procédant ainsi que M. Magendie a prouvé la part que peut avoir un sang moins chargé de fibrine que de coutume, dans l'apparition des congestions sanguines et des hémorrhagies. Par l'analyse directe du sang de l'homme malade, je suis arrivé, sous ce rapport, à des résultats semblables aux siens. » Il fait remarquer que Sylvius [2] explique la fluidité du sang, dans les fièvres malignes et la peste, par l'existence au sein de ce liquide d'un excès de principes alcalins nés dans l'économie ou apportés du dehors. Sylvius a même fait des expériences : il a injecté des substances acides dans les veines d'un animal vivant, et a constaté la coagulation du sang. En injectant des substances alcalines, le sang se dissout. Ce sont là des expériences répétées par Magendie [3], et par lesquelles il a prouvé qu'en amenant ainsi une dissolution, on produisait chez les animaux la plupart des accidents qui appartiennent au typhus.

Andral rappelle, comme je l'ai écrit plus haut, l'explication que Huxam donnait des hémorrhagies dans la fièvre putride. S'il eût examiné le sang au microscope, il aurait bien vite reconnu le peu de fondement de sa doctrine, car il n'aurait trouvé les globules ni déchirés ni brisés. Bordeu, dont le style me rappelle souvent Montaigne, ne s'est-il pas moqué de ces auteurs « qui

[1] Essai d'hématologie pathologique, pag. 48, 61, 125. Paris, 1843.

[2] Sylvius ; *Praxis medica*, lib. I, cap XXXIII: *De febribus malignis. De peste*, sect. III.

[3] Leçons sur les phénomènes physiques de la vie, *passim*.

portèrent les choses jusqu'au point de voir ou d'imaginer des globules éclatés et mis en pièces, comme cela arrive à des globules de verre ; mais les gens sensés ne feront pas grand cas de ces enfantillages [1] ».

« A toutes les époques de l'observation clinique et à quelque point de vue théorique que l'on fût placé, on a reconnu que, parmi les pyrexies, il y en avait qui ne s'accompagnaient d'aucun symptôme grave et qui marchaient naturellement vers une terminaison favorable, tandis qu'il y en avait d'autres qui, soit dès leur début, soit pendant leur cours, s'accompagnaient d'accidents de nature telle, qu'il semblait que les forces qui régissent l'organisme fussent ou vaincues ou assez profondément troublées pour que l'extinction de la vie dût en être la conséquence ; et en même temps l'on constatait qu'en pareil cas le sang offrait un aspect tout particulier : on avait vu que, devenu moins consistant, il semblait tendre à une sorte de dissolution. Admis dans tous les temps, mais diversement expliqué suivant les théories dominantes, cet état, qui peut se développer dans toute pyrexie, et auquel plusieurs semblent naturellement tendre, a été tour à tour appelé état putride, état adynamique, état typhoïde ; il a son plus grand développement dans les typhus proprement dits ; il leur est en quelque sorte inhérent ; il en est comme l'essence. La pyrexie appelée aujourd'hui fièvre typhoïde le présente à un faible degré dès son invasion, et les cas graves de cette maladie en sont surtout la représentation. Il n'existe pas ordinairement dans les fièvres éruptives, mais il vient souvent les compliquer et constitue un de leurs dangers. Enfin, en dehors de ces pyrexies à caractères bien tranchés, et qui ont une place bien déterminée dans les cadres nosologiques, il en est d'autres auxquelles aucun nom n'a été imposé, et qui peuvent encore présenter à un haut degré ces symptômes divers auxquels les anciens attachaient l'idée d'état putride. C'est que, dans toutes ces pyrexies, peut effectivement exister une altération commune dont le sang est le siége, et

[1] Bordeu ; Analyse médicinale du sang.

dont l'existence coïncide constamment avec l'apparition de ces phénomènes, toujours les mêmes, que le vitalisme attribuait à l'adynamie, le solidisme au relâchement de la fibre, l'humorisme à la putridité des humeurs. Cette altération du sang consiste dans une diminution de sa fibrine ; c'est par conséquent l'altération inverse de celle qui traduit dans le sang l'état phlegmatique. Cette diminution de fibrine, toutes les fois qu'elle a lieu, entraîne dans les qualités physiques du sang des modifications remarquables [1]. »

Ce sont ces qualités qui amènent l'état de dissolution du sang si bien décrit par les anciens. Les globules sont ou rares ou abondants. La prédominance de ceux-ci dépend de ce que la fièvre typhoïde atteint très-fréquemment des individus qui par leur âge et leur constitution sont dans un état de pléthore plus ou moins considérable.

Il y a encore un autre caractère négatif, mais tout aussi important : c'est l'absence de la couenne [2].

La cause spécifique qui produit ces maladies agit sur le sang en y détruisant la matière spontanément coagulable, tandis que la cause qui fait les phlegmasies tend au contraire à créer dans le sang une nouvelle quantité de cette matière. Lorsque la cause a suffisamment agi ou que l'organisme n'a pas bien résisté, l'intoxication est manifeste, et alors il y a diminution de la fibrine.

Mais ce n'est pas là la véritable cause de la maladie, de même qu'elle ne se trouve pas dans les altérations dont les membranes tégumentaires sont alors le siége. Cependant, de même que celles-ci occasionnent certains symptômes, de même la diminution de la fibrine joue son rôle : c'est à celle-ci qu'il faut rattacher les hémorrhagies si communes dans toutes les pyrexies dans lesquelles prédomine la forme adynamique ou putride, c'est-à-dire celles où l'analyse a appris que le sang avait perdu de sa fibrine. « Il semble, dit Andral, qu'elle a pour effet de permettre aux

[1] Andral, pag. 63.

[2] Sarcone l'avait appelée la matière rhumatique.

globules d'abandonner plus facilement les vaisseaux qui les contiennent ». Ne faut-il pas lui rapporter aussi ces congestions si faciles, les stases sanguines qui souvent ont été confondues avec de véritables inflammations ? Il y a là plus qu'une coïncidence.

Il résulte aussi des expériences d'Andral qu'il y a une influence différente exercée par le pus, suivant que celui-ci est frais ou qu'il est sorti depuis assez longtemps du corps vivant pour s'être putréfié. Le pus frais n'a pas d'action appréciable mais le pus putréfié a une action semblable à celle de l'ammoniaque, il détruit à la fois les globules et la fibrine; mais pour que ces actions diverses soient constatables dans le sang, il faut plusieurs heures de contact.

Pour Andral, ce n'est réellement pas le pus qui agit, c'est une de ses transformations, l'ammoniaque; ce produit ammoniacal se retrouve dans une foule de circonstances. On comprend ainsi comment dans ces cas, en apparence si divers, le sang doit éprouver une altération identique quant à sa nature et qui ne peut varier que quant à ses degrés, et comment aussi des symptômes de même ordre doivent résulter de causes qui paraissent si différentes. »

L'inflammation peut donc avoir pour effets éloignés la diminution de la fibrine, si le pus altéré (produit du reste inflammatoire) se mêle au sang. Mais en même temps, à l'état phlegmasique succède l'état putride.

L'introduction dans le sang de substances miasmatiques et virulentes produit sur la fibrine une action semblable à celle des substances alcalines.

Quant aux perturbations profondes du système nerveux sous une cause quelconque et amenant une dissolution du sang, ces faits ont besoin d'être étudiés de nouveau.

Voici comment Andral résume ses opinions sur la putridité : « Tant que le sang est encore dans les vaisseaux vivants, on ne saurait admettre qu'il puisse éprouver une putréfaction véritable. Toutefois, il y a un certain nombre de maladies dans lesquelles, après la mort, toutes les parties du corps en général, et le sang en particulier, présentent plus rapidement que dans d'autres les signes de putréfaction, et ces maladies sont précisément celles dans lesquelles le sang a perdu de sa coagulabilité pendant la vie. Indépendamment de ce caractère commun, elles ont toutes un aspect particulier : la rapidité de la prostration, la fétidité des diverses matières excrétées, la tendance aux hémorrhagies et aux gangrènes, en sont les phénomènes ordinaires.

» Tels étaient aussi pour les anciens les signes de l'état putride : ces signes ne sont autre chose que ceux qui caractérisent les maladies dans lesquelles la matière spontanément coagulable du sang a plus ou moins diminué ; et la plus grande rapidité de la putréfaction après la mort, qu'on observe alors, dépend peut-être tout simplement de ce que les tissus se trouvent plus promptement imprégnés par le sang, en raison de son état de liquidité, qui lui permet de transsuder à travers les parois vasculaires, dès les premières heures de la vie.

» Remarquons d'ailleurs que, dans le langage de Boërhaave et d'Huxam, les mots d'*état dissous* et d'*état putride* du sang étaient des expressions synonymes.

» Ainsi donc, dans leurs nombreux écrits sur les maladies qu'ils appelaient putrides, les *anciens* n'ont fait autre chose que nous transmettre leurs observations et leurs hypothèses sur cette grande classe de maladies dans lesquelles le sang ne contient plus sa quantité normale de *fibrine*, et aussi les opposaient-ils aux maladies inflammatoires, comme nos recherches modernes nous autorisent encore à le faire [1]. »

En 1847, Piorry, dans son *Traité de médecine pratique* [2], reprend les questions qu'il avait étudiées dès 1825 et les traite avec une hauteur de vues parfois remarquable.

Dans l'article consacré au Scorbut, il fait remarquer que, pour les médecins anciens, le scorbut était susceptible de se combiner avec d'autres affections et d'en former ainsi l'un des éléments. Il

[1] Andral ; *loc. cit.*, pag. 146.

[2] Traité de médecine prat. et de path. iatrique, tom. III. Paris, 1847. (Articles Anomémies, Hypoplastémie, Toxémie, Pyémie, Septicémie, etc.

y avait autrefois des arthrites, des asthmes et même des hystéries scorbutiques. On avait procédé pour le scorbut comme pour le rhumatisme, la goutte..; et comme les accidents putrides jouaient le plus grand rôle dans le scorbut, il est facile de voir l'extension que ceux-ci prenaient en même temps.

Pour lui, le sang est altéré : il y a diminution de fibrine probablement; le liquide seul est atteint, car le rétablissement si rapide des scorbutiques après une nourriture convenable démontre qu'il n'y a pas altération profonde des solides.

Les opinions de Piorry sur le pus altéré et non altéré sont semblables à celles d'Andral. Il ne croit pas qu'il soit possible de dire si c'est à l'acide sulfhydrique, à l'hydrosulfate d'ammoniaque, à l'acide cyanhydrique, que sont dus les phénomènes qui suivent l'absorption du pus fétide.

Celui-ci exerce une action remarquable sur l'intestin et la peau. Il ne faut pas, dit Piorry, voir là les effets de la nature médicatrice : « s'il se fait des excrétions de pus, de matières putrides, de poisons par cette voie, c'est que les intestins sont faits pour cela. Leurs vaisseaux sanguins ont été conformés d'une telle façon qu'ils peuvent livrer passage à ces agents délétères. Ce sont là des conséquences évidentes de ce sublime arrangement des organes sans lequel la vie ne pourrait se conserver. »

Il étudie spécialement l'état putride du sang, tel que le comprennent les anciens, au chapitre de la Septicémie. Il lui reconnaît les caractères assignés par Bouillaud. Il recherche les causes qui produisent la putridité : si les parois des cavités internes sont saines, les matières putrides provenues du dehors peuvent entrer dans la circulation par trois portes différentes : la peau, les voies digestives et les organes pulmonaires.

Il réfute ensuite le professeur Forget, qui ne partageait pas ses opinions sur les causes des fièvres putrides, et qui, d'après Piorry, a eu le tort de prendre le mot septicémie pour synonyme de fièvre typhoïde et d'entérite folliculeuse.

Voici, pour Piorry, l'évolution des accidents : Les miasmes putrides absorbés par les poumons empoisonnent le sang : alors entérite folliculeuse et ulcérations quelquefois gangréneuses, d'où formation de sucs putrides ; résorption de ceux-ci, et alors accidents généraux.

Ce sont les idées développées plus tard par Hamernick et le professeur Hirtz.

Du reste, Piorry l'avoue lui-même : un mode d'infection n'exclut pas l'autre, et dans beaucoup de cas « il peut arriver que la première affection septicémique prenne un caractère putride encore plus prononcé, par suite de la résorption des matières déposées dans l'intestin ou à la surface de la peau ».

On ne peut concevoir, d'après lui, qu'un organe solide isolé soit seul affecté dans les maladies dites putrides. Ce n'est pas le système nerveux qui est atteint ; sans doute il réagit ; mais alors l'appareil circulatoire est malade, et c'est l'influence de la qualité ou de la quantité du sang qui produit les phénomènes nerveux.

Il conclut : « Mode d'action des causes, expériences physiologiques, marche et nature des symptômes, analogie et rapprochements, organographie pendant la vie et après la mort, inspection même du sang, tout concourt donc à prouver que ce liquide est primitivement altéré dans les affections dites putrides... Encore une fois l'altération du sang, telle que nous l'admettons, n'est pas une putréfaction réelle, mais bien une modification morbide due à l'action des matières septiques. »

Forget avait attaqué vivement les idées de Piorry, dans une série d'articles de journaux. Il résume sa théorie de la dissolution du sang dans ses *Principes de thérapeutique* [1]. D'après lui, les altérations du sang peuvent être primitives ou secondaires ; mais, dans tous les cas, suivant la remarque de Fernel, ces altérations ne produisent guère la maladie qu'en affectant les solides.

« L'altération du sang constitue l'affection et celle des organes réalise la maladie. » Puis, examinant la putridité : « Les livres anciens sont pleins de ces affections où le sang était noir, dis-

[1] Pag. 502. Paris, 1860.

sous, fétide, putride en un mot. Aujourd'hui nous ne retrouvons plus cette putridité, preuve éclatante de l'influence des idées sur les sensations, et des théories sur les faits. Pendant deux mille ans la putridité est professée et démontrée par les faits, et ces faits disparaissent du moment où la théorie cesse de régner !... Du reste, de bons esprits, dans l'antiquité, avaient démontré que cette putridité est impossible pendant la vie, ou du moins qu'elle est incompatible avec la vie, et surtout avec la guérison. »

Toutes ces expériences, toutes ces théories avaient cependant donné quelques vérités nouvelles : un médecin de Paris essaya de présenter les altérations du sang [1].

Monneret montre les travaux que nous avons vus ; voici le résumé de ses opinions :

« Ainsi donc, dans la situation actuelle où se trouve la science, il faut se borner à déclarer que l'état adynamique est tantôt l'effet d'une altération primitive du sang, tantôt du système nerveux ; qu'il se développe dans le cours de plusieurs maladies du solide, qui en précèdent alors la manifestation ; qu'il est permis de le rapporter à l'altération primitive du liquide sanguin, lorsque celui-ci reçoit du pus, des liqueurs septiques, et même certains agents médicamenteux. »

En 1863, Jaccoud, dans sa Thèse d'agrégation si remarquable, nous fournit quelques documents intéressants.

Rappelant les travaux de l'humorisme contemporain, il étudie la diminution de la fibrine et les maladies dans lesquelles elle se montre : dans deux grandes classes de maladies qui s'accompagnent d'hémorrhagies : les pyrexies hémorrhagiques (fièvre typhoïde, typhus, fièvre jaune, variole, scarlatine, rougeole, hémorrhagiques), d'une part, et d'un autre côté, certaines intoxications graves (charbon, pustule maligne, morve, infection purulente, septicémie).

Plus loin il fait remarquer que le sang contient des traces de biliverdine ou pigment biliaire. Si celui-ci augmente, on a un

[1] Path. génér., tom. I, pag. 529. Paris, 1857.

ictère bilieux, dont l'origine dans le sang se démontre par les réactifs; mais si ceux-ci ne révèlent rien, on peut bien croire que l'ictère provient de l'hémaphéine qui se trouve augmentée dans le sang.

Cet ictère, appelé hémaphéique par Gubler et sanguin par Jaccoud, se montre dans la première période de la fièvre jaune, au début de l'infection purulente, dans certaines intoxications.

Mais d'où proviennent les hémorrhagies? Jaccoud les rattache, d'après Vogel, à une dissolution de l'hématine des globules dans le sérum. Qu'est-ce qui produit cette altération? On l'ignore; mais voilà le fait : « Cette dissolution de l'hématine coexiste le plus souvent avec la diminution de fibrine qui appartient aux maladies dites hémorrhagiques ou putrides. On l'observe assez souvent dans la gangrène, et, pour dire toute ma pensée, cette altération des globules me paraît bien plus importante que la diminution pure et simple de la fibrine, et c'est à elle que je rapporterai volontiers les principaux caractères du fameux sang dissous des anciens. »

D'ailleurs, sont-ce là de véritables hémorrhagies? Ce n'est pas du sang en nature qui sort des vaisseaux, et l'effusion hémorrhagique, sur laquelle ont insisté les auteurs anciens et Andral, n'est constituée alors que par du sérum teint en rouge par la dissolution morbide de l'hématine. En effet, au microscope, pas de globules.

Ce n'est pas tout : il faut faire jouer un certain rôle aux dégénérescences qui ont atteint les vaisseaux.

L'adynamie est tantôt primitive, c'est-à-dire elle naît avec la maladie elle-même, et alors l'altération du sang n'existe pas encore : il y a influence sur le système nerveux; l'individu est *sidéré*, comme dans tout le groupe des fièvres dites nerveuses par les anciens.

Ou bien l'adynamie est secondaire, et alors il n'y a plus de doute pour une altération du sang.

Griesinger, dans son *Traité des maladies infectieuses* [1], s'oc-

[1] Trad. Lemattre. Paris, 1868. — 1re édition allemande à Erlangen en 1857.

cupe peu de notre sujet. Certainement il décrit les symptômes qui forment l'état putride ; mais il n'insiste pas, comme les auteurs précédents, sur la putridité morbide, une des terminaisons les plus fréquentes des maladies typhoïdes.

Dans les caractères étiologiques communs à celles-ci, il avoue qu'on ne peut dire si ce sont les matières putrides elles-mêmes qui développent certaines formes de maladies typhoïdes, ou si, sous l'influence de certains produits de putréfaction, il se forme un *quelque chose d'autre* inconnu jusqu'à ce jour.

Toutes les maladies typhoïdes se caractérisent par des troubles de l'innervation, aussi bien des troncs nerveux que de l'axe central.

Griesinger distingue aussi les symptômes primitifs, c'est-à-dire produits par l'intoxication du poison, et les symptômes secondaires, ou ceux qui résultent d'une altération secondaire du sang.

Ces deux sortes de symptômes, dont l'origine est si différente, peuvent même exister ensemble ; et au milieu d'un état typhoïde aussi grave il sera bien difficile de distinguer la véritable cause.

Il voit une tendance générale à la formation d'un exanthème. Les maladies typhoïdes ont chacune des différences spéciales : la spécificité de chacune d'elles est essentiellement étiologique.

Bernheim [1], dans son excellente Thèse d'agrégation, a traité ces mêmes questions ; je vais présenter quelques-unes de ses conclusions, très-importantes pour bien apprécier les diverses faces du sujet que nous étudions.

« Ce sont des maladies fébriles, d'origine infectieuse, probablement tellurique, capables de se développer spontanément, toutes contagieuses à des degrés divers, déterminant un certain nombre de lésions analogues qui leur sont communes dans le sang, dans le système lymphatique, dans la rate, donnant lieu généralement à l'état typhoïde, et un ensemble de symptômes communs, affectant toutes une marche cyclique mesurée par

[1] Des fièvres typhiques en général. Thèse de concours. Strasbourg, 1868.

l'évolution fébrile, dans la première période typhique proprement dite, et pouvant toutes être suivies d'une deuxième période due, non plus directement à l'agent typhique, mais aux effets secondaires des lésions qu'il a déterminées. »

Il admet les quatre formes essentielles du typhus décrites par Griesinger. Il reconnaît une période typhique primitive et une période d'infection secondaire. Piorry, comme on a pu le lire plus haut, avait fait une distinction semblable. Hamernick, puis le professeur Hirtz, ont insisté, et ce savant maître a inspiré à ce sujet une fort bonne thèse à notre ami Czernicki [1].

La cause toxique frappe les centres nerveux, d'abord dans leur sang, puis dans leurs éléments histologiques propres.

Quelle est leur étiologie?

Les typhus ont quelque chose de spécial dans leur distribution géographique. Ils sont miasmatiques et contagieux dans des degrés variables ; ces miasmes naissent de conditions communes à tous les typhus, et d'autres spéciales à chacun.

Le miasme est transmissible, à une distance variable, par l'eau, le sol, l'air, les effets, les hommes. Ils ont tous une période d'incubation.

Quant à leur nature, Bernheim se voit forcé de séparer la peste, et de faire un groupe spécial pour le typhus, le typhus intestinal et le récurrent (simple et bilieux), qui sont toutes des affections infectieuses « nées de conditions hygiéniques qui peuvent se développer partout, non exclusivement attachées à un pays ou à un climat, contagieuses, maladies primitives du sang et pouvant se traduire en déterminations locales, surtout spléniques et ganglionnaires, toutes caractérisées par une période typhique avec état typhoïde à évolution cyclique, à laquelle peut succéder une période d'infection secondaire [2]. »

Si le lecteur veut bien se rappeler les travaux que j'ai signalés précédemment, il s'apercevra que la question de la septicémie

[1] Thèse de Strasbourg, 1867.

[2] Bernheim ; *loc. cit.*

paraît être entrée depuis une dizaine d'années dans une phase nouvelle.

Des expériences ont été faites sur le sang des maladies infectieuses, et on a constaté dans ce liquide la présence d'animaux inférieurs : nous sommes aujourd'hui à l'époque du *parasitisme.*

Voici son origine : le 12 octobre 1863, M. Velpeau lut à l'Académie une note du Dr Tigri (de Sienne). De onze observations, l'auteur concluait ainsi :

« Que dans le sang de l'homme et dans des conditions spéciales de maladie peuvent se développer, durant la vie, des infusoires du genre *bacterium ;*

Que des infusoires du genre *monade* et *vibrio* se montrent dans le sang des cadavres, s'y développent et peuvent être considérés comme agents de la putréfaction. »

C'était la théorie du parasitisme, soutenue en 1840 par Henle et Holland.

Nous avons déjà parlé des travaux de M. Davaine sur la septicémie et les maladies charbonneuses, du Mémoire de Leplat et Jaillard, des expériences de MM. Coze et Feltz.

En 1868, Claude Bernard présente à l'Académie des sciences une note de Christot et Kiener, qui annoncent avoir trouvé des bactéries dans les liquides et dans les organes de l'homme ou des animaux atteints de la maladie farcino-morveuse [1]. Relativement peu nombreux et peu développés dans le sang, les infusoires sont, au contraire, très-abondants et de plus grande dimension dans les glandes vasculaires sanguines et dans les produits pathologiques. Les infusoires trouvés dans ces liquides appartiennent à deux variétés :

1° Des granulations sphériques de diamètre variable, homogènes, animées d'un mouvement giratoire rapide et d'un mouvement de translation, suivant des courbes variées ;

2° Des bâtonnets, animés tantôt d'un mouvement de vibration

[1] Citation de Jaccoud ; Path. interne, tom. II, pag. 801.

sur place, tantôt d'un mouvement de vibration et de translation rectiligne ou curviligne ; ces derniers ont des mouvements plus lents. La présence des bactéries est habituellement accompagnée de leucocytose, et dans certains cas l'augmentation numérique des globules blancs atteint un chiffre considérable (un globule blanc pour six hématies).

Mon ami Kiener m'a fait remarquer que ces infusoires étaient fort nombreux dans le processus aigu, mais en bien moindre quantité dans la morve chronique.

MM. Coze et Feltz ont publié cette année même tous leurs résultats[1]. C'est le résumé de leurs recherches et ce qui a été exposé en dernier lieu sur cette question.

Le seul fait ressortant de leurs observations est la présence de bactéries dans le sang des malades atteints de maladies infectieuses. Le sang chargé de bactéries paraît toxique. Il produit une infection septicémique ; mais il nous paraît aussi difficile de reconnaître à l'examen microscopique du sang la nature de la maladie, que de produire à volonté, par des inoculations ou des injections, une espèce particulière d'infection septicémique.

MM. Coze et Feltz croient qu'il est même possible de reconnaître, par la seule inspection microscopique du sang, la nature de la maladie (scarlatine, rougeole, variole, fièvre typhoïde, septicémie, fièvre puerpérale) dont se trouvent atteints divers malades.

Nous pensons que ces assertions ont besoin d'êtres confirmées par de nouvelles recherches.

[1] Recherches sur les maladies infectieuses (état du sang et présence des ferments). Paris, 1872.

REVUE CRITIQUE

Voilà cette *période positive*; les faits se sont ajoutés les uns aux autres, quelques théories ont surgi de temps en temps; mais la caractéristique de cette époque, c'est que tous les travailleurs ont agi sans idées préconçues.

On ne m'accusera pas, je pense, de partialité; j'ai montré les travaux des savants, leurs conclusions, les résultats auxquels ils sont arrivés; souvent même j'ai emprunté leurs paroles, afin de mieux faire connaître leurs idées.

Que de patientes recherches! que de travaux!

Nous allons essayer de les réunir en un faisceau, afin de mieux apprécier comment, de nos jours, il faut entendre la putridité morbide.

Il serait aussi long que fastidieux d'énumérer toutes les causes qui, d'après les divers auteurs, peuvent donner naissance à des symptômes putrides. Je crains même qu'il n'y ait là un malentendu et que l'on n'ait pas fait une distinction que je crois pourtant très-importante.

Les séries suivant lesquelles je vais grouper ces diverses causes montreront, par leur symptomatologie clinique et leur anatomie pathologique, le fondement de l'opinion que j'avance.

1er Groupe. — *Fièvres* (éruptives, miasmatiques, traumatiques, septicémiques et gangréneuses, pyohémiques et puerpérales; virus, infection par des produits putrides ou nécrosés) caractérisées par une marche essentiellement aiguë; la température est élevée, les symptômes ataxo-adynamiques prédominent; il y a des hémorrhagies, un ictère le plus souvent hématique; les excrétions et le cadavre se putréfient très-rapidement.

Voilà pour nous la véritable putridité morbide : c'est la septicémie aiguë.

Les altérations des organes et des humeurs, examinées pendant la vie ou après la mort, sont tout aussi caractéristiques.

Altérations du sang. — Celles-ci portent sur les principes constitutifs de ce fluide, et parfois on constate l'altération du sang par des substances étrangères.

A. *Altération des principes constitutifs du sang.* — 1° Il est noirâtre, diffluent, et ne se coagule pas.

2° Coze et Feltz ont trouvé une diminution dans le chiffre des globules rouges et des éléments albumineux; une augmentation dans la proportion de l'eau et de la fibrine; une diminution d'oxygène et une augmentation d'acide carbonique : proportion d'urée variable.

3° L'hémoglobine se dissout, le sérum est coloré par l'hématine. Il y a précipitation de l'albumine des globules. Quelquefois on peut rencontrer dans le sang des cristaux d'hématosine ou du pigment mélanémique (intoxication maremmatique).

4° Parfois leucocytose, microcythémie, etc.

5° Présence d'infusoires, bactéries, bactéridies.

B. *Altération du sang par des substances étrangères.* — Détritus granulo-graisseux, granulo-protéiques, gangréneux, globules de graisse (toutes substances pouvant donner lieu à des embolies capillaires), probablement le principe morbifique lui-même, et se montrant dans les maladies suivantes : affections ulcéreuses ou gangréneuses de la peau, du tissu cellulaire ou osseux, des muscles, des viscères de l'endocarde, de l'endartère, etc.

C. *Altérations des muqueuses, de la peau, et de leurs produits de sécrétion.* — On constate comme phénomènes généraux :

De la sécheresse et de l'aridité, souvent une coloration subictérique tenant à du pigment sanguin infiltré dans les cellules glandulaires et épithéliales.

Il y a sécrétion d'un mucus visqueux, rare, contenant des globules de pus et de sang (ou la matière colorante du sang dissoute), des infusoires. — Il est promptement putrescible.

Elles présentent des congestions et des hémorrhagies.

Il y a des éruptions diverses : miliaires, pétéchiales.

Dans les cas d'embolies capillaires on rencontre des infarctus suivis de suppuration ou de gangrène.

D. *Altération des parenchymes glandulaires, nerveux et musculaires.* — Les altérations communes à ces divers tissus sont : la congestion, l'imbibition sanguine, des exsudats séreux ou hémorrhagiques, la dégénération et la fonte vitreuse, la dégénération et la désagrégation granulo-graisseuse ou granulo-protéique, la présence d'infusoires dans les foyers de désagrégation. Enfin, dans certains cas, les infarctus résultant d'embolies graisseuses, granulo-protéiques, pigmentaires, gangréneuses et les modifications ultérieures de ces infarctus. Ces divers processus donnent lieu à des altérations de forme, de consistance, de coloration, de volume, et qui doivent être décrites séparément pour chaque organe.

Cœur. — Il est flasque et friable, d'une couleur jaune sale, présentant des congestions et l'imbibition sanguine. — Les cavités sont dilatées. L'altération histologique consiste dans la dégénération vitreuse et dans la dégénération granulo-graisseuse, ordinairement associées avec tendance à la liquéfaction du contenu strié des fibres. La prolifération des noyaux musculaires est très-peu accusée.

Muscles. — Ils sont partiellement décolorés et jaunâtres, parsemés de taches hémorrhagiques et de foyers de ramollissement. Les altérations histologiques sont de même ordre que celles de la la fibre musculaire du cœur.

Poumons. — Il y a des pneumonies exsudatives, diffuses ou

lobulaires, souvent lobaires (lobes inférieurs). La coloration est violacée ou d'un rouge sombre. La consistance est celle de la carnification ou de l'hépatisation. Le tissu est ramolli et friable. Comme altération au microscope, c'est une exsudation fibrineuse, hémorrhagique, parfois purulente; une multiplication des éléments épithéliaux en état de tuméfaction trouble. — Parfois foyers de suppuration (pyohémie) ou foyers de ramollissement par fonte muqueuse ou fonte granulo-graisseuse. — Parfois infarctus (embolies capillaires).

Foie. — De volume ordinaire ou amoindri; il est flasque et friable, d'une couleur rouge sombre ou jaune sale. Il présente de la congestion et de l'imbibition sanguine. Si l'altération est simple, on ne constate qu'une infiltration trouble et granuleuse, ou bien une infiltration granulo-graisseuse des cellules. Cette désagrégation est diffuse et accompagnée d'atrophie de l'organe (atrophie jaune aiguë), ou bien elle est disséminée en foyers multiples et miliaires. Le contenu de ces foyers se compose tantôt de débris de cellules mêlés à des globules de graisse et à des globules de sang extravasés, tantôt de leucocytes (pyohémie); parfois *infarctus.*

Rate. — Elle est augmentée de volume, d'un rouge sombre et ramollie. Il y a congestion et imbibition sanguine avec ou sans multiplication nucléaire du tissu adénoïde. — Hypertrophie des follicules clos. — Parfois on rencontre des foyers de suppuration (pyohémie), de ramollissement avec pigmentation (mélanémie maremmatique); parfois des *infarctus.*

Reins. — Ils sont tuméfiés, mous et friables, d'une coloration rouge ou jaune sale dans la substance corticale. Comme altération histologique : néphrite catarrhale ; exsudat vitreux ou hémorrhagique dans les tubes ; tuméfaction trouble ou infiltration granulo-graisseuse de l'épithélium. A un degré plus avancé, désagrégation granulo-protéique et graisseuse, ou fonte muqueuse de l'épithélium. La désagrégation est diffuse, ou bien elle procède par foyers multiples et miliaires ; dans ce dernier cas, le contenu des foyers se compose, ou bien d'une substance colloïde parsemée de fines granulations, ou bien de débris d'épithélium mêlés de sang extravasé, ou bien de globules de pus (pyohémie). Le plus ordinairement on rencontre parmi ces éléments les infusoires déjà mentionnés; parfois *infarctus*.

Centre nerveux. — Ils sont ordinairement congestionnés, ramollis, d'une coloration rougeâtre ou jaune sale. — Les altérations histologiques n'ont pas été étudiées ou du moins décrites avec soin.

Tels sont les renseignements fournis par l'anatomie pathologique. Ils sont caractéristiques de ce premier groupe, et, pourquoi ne le dirais-je pas de suite? de la putridité morbide elle-même.

Nous allons voir maintenant quelques-unes de ces causes à l'état chronique produisant des effets presque semblables, mais qui cependant sont loin de présenter une identité complète dans les symptômes cliniques. Les traits de la putridité sont moins accusés. L'anatomie pathologique, d'ailleurs, trancherait à elle seule la question et montrerait de notables différences avec celle qu'on rencontre dans le premier groupe.

2me GROUPE. — *Intoxications septicémiques et miasmatiques chroniques. Effluves.* — *Sang.* — Les globules sanguins se détruisent moins vite; il y a prédominance de la dyscrasie hydroémique; d'où suffusions séreuses plutôt qu'hémorrhagiques. Parfois ictère hématique; parfois mélanémie; les infusoires en moindre quantité.

Les congestions, les imbibitions sanguines, les hémorrhagies, sont bien moins accusées.

Les altérations des solides, au lieu d'être caractérisées par la rapide dissolution ou la désagrégation de la substance organisée, présentent la marque d'un processus irritatif à la fois néoplasique et dystrophique. Ainsi, on constate dans :

Le *système musculaire* : un amaigrissement considérable ; le volume de la fibre est diminué et elle présente l'altération granulo-graisseuse ou l'altération vitreuse, sans tendance à la liquéfaction.

Il y a prolifération active des noyaux musculaires et des noyaux du sarcolemme.

Les *poumons* : Des pneumonies lobulaires à tendance caséeuse; ou des pneumonies scléreuses.

Le *foie* et les *reins* : une stéatose des épithéliums.

La *rate* : Il y a hypertrophie, pigmentation. Le ramollissement est moins prononcé.

Les infarctus des divers organes sont de même ordre que dans la septicémie aiguë et se présentent dans les mêmes circonstances.

Voilà des différences bien tranchées; à quoi pouvons-nous les rattacher? Dans l'un et l'autre groupe, il y a matière morbifique, c'est vrai; mais, dans le premier l'action a été rapide, dans le second plus lente.

Deux lapins sont inoculés avec des matières putrides : l'un va succomber avec tous les accidents et toutes les lésions de la putridité; l'autre mourra en trois mois avec le cortége des lésions néoplasiques.

Dans le premier groupe, la scène morbide se passe dans les liquides; dans le deuxième, les solides ont été le théâtre des modifications.

3me GROUPE. — *Intoxication par les alcaloïdes. Morsure des serpents venimeux, champignons; effets de la cyclamine.* — J'ai eu l'occasion de parler déjà des accidents produits par la morsure de serpents venimeux, et des expériences de Fontana. Les analyses plus récentes du venin de la vipère y ont fait découvrir un principe spécial appartenant à la classe des alcaloïdes, et que M. Charles Bonaparte a nommé *echidnine* ou *vipérine*. « Le venin des serpents, dit P. Gervais [1], diffère du virus en ce qu'il détruit ou altère l'organisation sans devenir le point de départ d'un nouveau travail histogénique; il n'a pas non plus les qualités du ferment, puisqu'il ne communique pas aux humeurs ou aux tissus qu'il a altérés ses propriétés spéciales; il agit proportionnellement à sa

[1] Gervais et van Beneden; Zoologie médicale, tom. I, pag. 171.

propre masse, mesurée comparativement avec celle de l'être lésé. Toutefois, une température plus élevée précipite ses effets, et il opère plus promptement sur les animaux à sang chaud que sur ceux des autres classes. »

Vulpian a étudié [1] l'action du venin du *cobra di capello* (serpent à lunettes). Il lui a semblé qu'il agissait sur le système nerveux central, dont il engourdit peu à peu les fonctions, en produisant un état de somnolence tout à fait remarquable. Pas d'altérations des tissus ni du sang; nul vestige d'infusoires.

Ce même physiologiste [2] a constaté le développement de vibrions pendant la vie, dans le sang de grenouilles empoisonnées par la *cyclamine* (principe actif du *Cyclamen europeum*). Des grenouilles saines ont été empoisonnées par inoculation du sang des grenouilles ainsi empoisonnées. — L'expérience de Vulpian montre que la physiologie expérimentale a entre les mains un moyen de provoquer chez les batraciens une maladie putride particulière, caractérisée histologiquement par la présence de vibrions dans le sang, maladie transmissible par voie d'inoculation à des animaux sains de la même espèce. Panum (voir pag. 72) a dit qu'on ne pouvait comparer l'intensité du poison putride qu'au *curare* et aux alcaloïdes végétaux.

4e GROUPE. *Effets de la foudre*. — Certains auteurs ont voulu établir des relations entre ces phénomènes et ceux de la putridité. Nous manquons de renseignements suffisants pour résoudre cette partie de la question. Leur place est après le groupe précédent. Quelques autopsies montrent un ramollissement considérable de la surface nerveuse centrale, congestion des capillaires à la peau et dans tous les parenchymes, emphysème pulmonaire : tous témoignages d'une paralysie de l'action nerveuse dans la vie organique.

Dans le 5me GROUPE : *Intoxication par l'alcool, les carbures*

[1] Archives de physiologie. 1869.

[2] Même journal, pag. 466. 1868.

d'hydrogène, les essences, l'éther, le chloroforme etc., les différences sont plus accusées encore. Il y avait du doute entre le 1er et le 2me groupe ; ici il n'est pas possible.

Dans les périodes avancées de l'alcoolisme, on voit parfois l'intoxication accélérer ses ravages et se produire avec un ensemble de symptômes et de désordres anatomiques qui rappellent par quelques traits les phénomènes caractéristiques de l'empoisonnement septique aigu ou chronique : ictère, hémorrhagies, stéatose rapide et destructive des viscères.

L'examen des organes établit toujours une distinction formelle entre ce dernier terme de l'intoxication alcoolique et l'intoxication septicémique. Les caractères généraux des lésions alcooliques se retrouvent : sclérose avec surcharge adipeuse et infiltration granulo-graisseuse du tissu conjonctif interstitiel, dégénération granulo-graisseuse des vaisseaux capillaires ; stéatose des épithéliums glandulaires, qui sont remplis de grosses gouttelettes huileuses. Il y a en plus la désorganisation des éléments cellulaires, l'altération des globules du sang et la dissolution de l'hématine ; des granulations graisseuses en suspension dans le sang.

6e GROUPE. — *Intoxication par le phosphore, l'acide phosphorique, l'acide sulfurique, les acides biliaires, l'arsenic, l'antimoine.* — Il diffère profondément de l'état de putridité, au double point de vue de la symptomatologie et de l'anatomie pathologique.

Voici les principaux caractères cliniques : face livide, douleurs atroces, vomissements nombreux, parties colorées par le poison; le pouls est ralenti, la pression artérielle diminue, la température s'abaisse, les combustions sont moins actives ; aussi l'urine est-elle pauvre en urée et en sulfates, riche en phosphates.

Les caractères anatomiques sont, d'après Lécorché, Lancereaux, Fumouze :

1° Une altération du sang : destruction plus ou moins prononcée de l'hémoglobine, dont l'albumine se précipite et dont l'hématine se dissout dans le sérum ; le sang est diffluent, noirâtre, de réaction acide, et ne donne au spectroscope que la raie propre à l'hématine réduite, et le battage avec l'oxygène ne fait plus reparaître les deux raies de l'hémoglobine oxygénée ; de la mise en liberté de l'hématine résultent des transsudations de cette matière colorante dans l'urine et dans les tissus; l'ictère hématique ;

2° Des hémorrhagies facilitées par l'altération du sang et des capillaires, déterminées par des irritations plegmasiques locales;

3° Une stéatose des parenchymes glandulaires et musculaires;

4° Des lésions inflammatoires des muqueuses, congestions et ulcérations.

Tout est si différent, que nous n'hésitons pas à considérer l'action des substances faisant partie de ce groupe comme une action chimique. Mettez une de celles-ci dans un ballon de verre en contact avec de la matière organisée, et vous constaterez une action réelle ; cette même matière organisée peut être secouée avec des matières putrides sans que rien ne se produise.

7e GROUPE. — *Intoxication par l'hydrogène phosphoré ou arsenié, les gaz méphitiques, l'oxyde de carbone,* etc. — Les effets de ces intoxications sont :

1° Des symptômes nerveux : convulsions, fréquence du pouls, dyspnée, puis résolution des forces;

2° L'altération du sang : il est noirâtre, mais non diffluent, redevenant rutilant par le battage avec l'oxygène; au spectroscope, il donne les caractères de l'hémoglobine réduite ; mais après le battage avec l'oxygène les deux raies caractéristiques de l'hémoglobine oxygénée réapparaissent L'hémoglobine n'est donc pas détruite, comme dans les intoxications précédemment décrites;

3° Des congestions : point d'hémorrhagies, point d'ictère ;

4° Stéatose nulle ou peu accusée.

L'ensemble de ces symptômes et de ces lésions assimile le mode d'action de ces poisons à celui des causes d'asphyxie, et ne présente plus que de lointaines analyses avec les phénomènes de la putridité.

Il est donc bien certain que plus nous nous écartons du premier groupe, plus les différences sont accusées.

Voilà l'anatomie pathologique pyrogène, phlogogène, dyscrasique et névrolytique : tels sont les divers caractères que l'on retrouve isolés dans les intoxications que nous venons d'examiner.

Nous venons de voir en même temps les symptômes et les lésions présentés par les malades qui ont succombé à des accidents putrides. Nous avons pu constater, d'après les expériences aussi diverses que nombreuses des savants, qu'ils variaient avec les animaux et les conditions antérieures présentées par le sujet.

Nous avons déjà fait remarquer que, parmi toutes ces altérations des organes et du sang, il fallait bien distinguer les caractères généraux (putréfaction rapide des excréta et du cadavre, altération du sang, etc.), et les caractères spéciaux aux lésions, les uns appartenant à la putridité même, les autres à la fièvre. Or, comme ils sont tous semblables et de même ordre, c'est une raison de plus pour admettre que la fièvre est une condition favorable à l'éclosion des germes que nous allons étudier maintenant.

Nous avons vu que les expérimentations et que l'étude anatomique nous montraient dans le sang des éléments infusoires : je les ai décrits dans le cours de ce travail, et je renvoie le lecteur aux descriptions que j'en ai données d'après Coze et Fellz, Christôt et Kiener.

On peut classer ainsi l'ordre de fréquence suivant lequel on les rencontre:

1° Dans les excrétions en voie de putréfaction ;

2° Dans les foyers de lésions phlegmasiques, ou dégénératives (ainsi que cela a été indiqué dans l'anatomie pathologique) ;

3° Dans les glandes vasculaires sanguines;

4° Dans les humeurs et particulièrement dans le sang.

Le plus ordinairement cette distribution est la même dans tous les cas.

Ce n'est pas tout ; remarquons encore que la forme et la grandeur des infusoires sont variables avec le milieu et avec la maladie dans lesquels on les rencontre.

Le terrain et les circonstances ont une influence importante. Tandis que dans le sang on trouve la forme la plus élémentaire, le *granule oscillant*, le *bacterium punctum* de Dujardin (petits points sphériques mesurant $0^{mm},0016$), ou bien des éléments plus complets (une ou deux chaînettes), dans les humeurs ces mêmes éléments ont pris des formes plus grandes (les chaînettes ont sept et même dix segments ; les bâtonnets vont jusqu'à un centième de millimètre) . De même leur nombre est en rapport avec l'acuité du processus : presque innombrables dans les maladies de notre premier groupe, ils sont plus rares dans celles du second, où la marche de l'affection est chronique, comme je l'ai indiqué.

Ces bactéries bien connues, il nous faut savoir dans quel rapport elles sont, d'une part avec les lésions et les symptômes précédemment décrits, et les maladies signalées (fièvres typhiques, septicémie, variole, scarlatine, etc.).

C'est pour résoudre cette question que Coze et Feltz et d'autres savants ont entrepris des expériences, et par des injections, réinoculations avec bactéries développées, ont cherché à reproduire une maladie.

De plus, comme l'on connaissait très-bien la septicémie par l'expérience et la clinique, on a pu, dans les faits pathologiques, chercher ce qui était sous la dépendance même des faits de fermentation. L'assimilation des phénomènes de putridité aux phénomènnes de fermentation sera une hypothèse tant que la chimie biologique n'aura pas précisé la nature des modifications que subit, dans les conditions énoncées, la matière organique solide ou liquide. L'hypothèse est cependant justifiée par cette considération qu'on voit s'accomplir une modification rapide de la substance organisée en présence d'infusoires. Nous admettrons donc, avec la plupart des auteurs modernes, que les phénomènes de putridité sont de l'ordre des fermentations putrides.

C'est ainsi que la pathologie prend une hauteur de vue toute nouvelle : faits médicaux, chirurgicaux, obstétricaux rentrent sous une même loi, et dans toutes ces conditions l'organisme peut arriver au même résultat, puisque le point de départ, les conditions pathogéniques, sont les mêmes.

Muni de toutes ces données et serrant de plus près notre sujet, il faut nous demander comment nous devons entendre la signification de ces faits symptomatiques, anatomiques et étiologiques. Les développements que l'ont vient de lire prouvent que ce problème repose aujourd'hui sur l'interprétation qu'il peut donner à la présence de ces infusoires mentionnés. On a tour à tour diminué ou agrandi leur rôle : il s'agit de leur assigner une place dans la pathologie.

Le doute ne paraît plus possible : il s'agit, non pas d'éléments spécifiques pour chaque cas, mais d'infusoires déterminant la fermentation putride. En voici les preuves. — 1° Les caractères objectifs de certains infusoires de cette fermentation et de ceux que l'on rencontre dans les maladies mentionnées sont identiques; — 2° Les expériences citées précédemment démontrent que des matières putrides injectées dans l'économie sont suivies d'une pullulation de ces infusoires; — 3° Ceux-ci, pris dans le sang, peuvent se développer lorsqu'ils sont introduits chez un autre animal; — 4° Toutes ces maladies réunies dans notre premier groupe montrent une corrélation bien évidente entre les désordres anatomiques et les symptômes.

Toutefois, comme une relation étiologique semble unir ces infusoires aux virus, ou à la cause intime des maladies des 1er et 2me groupes, Coze et Felz, Hallier, etc. ont fait de ces infusoires les agents directs de la maladie. Ils leurs attribuent (voir p. 114) un pouvoir virulent spécifique, d'où tantôt variole, tantôt scarlatine, tantôt fièvre typhique.... Mais c'est là une erreur capitale : l'action des virus n'est pas de l'ordre des fermentations.

De plus, nous croyons qu'il est impossible de différencier les bactéries des maladies virulentes, d'après leurs caractères objectifs. La maladie obtenue par Coze et Feltz dans leurs divers essais est toujours la même, et les caractères différentiels symptomatiques qu'ils donnent sont illusoires.

D'ailleurs, ne les observe-t-on pas dans des faits où la qualité du poison est bien connue (ainsi l'expérience de Vulpian avec les alcaloïdes) ? — Il faut donc convenir que les infusoires ne sont pas des agents spéciaux de diverses maladies, mais qu'ils sont les agents communs des mêmes phénomènes morbides, qui se passent au sein de l'économie dans des conditions diverses. Ces infusoires ne sont ni le miasme, ni le virus; ils ne sont que l'agent de la putridité. Les autres conditions n'établissent qu'un état préparatoire, et pour apprécier celui-ci il faut apprendre d'où viennent ces germes.

D'où viennent les infusoires dans les fermentations putrides pathologiques? Le problème est le même que pour les ferments putrides de la chimie organique; deux hypothèses sont en présence : l'hétérogénie et la panspermie, entre lesquelles vient se placer la théorie de M. Béchamp.

L'hétérogénie, abandonnée aujourd'hui par la plupart des savants, les fait naître de toutes pièces dans l'organisme.

Les idées de M. Béchamp, que j'ai exposées plus haut (voir pag. 53, 54, 60), ont encore besoin de la sanction que peut seule donner une discussion plus approfondie. Peut-être MM. Béchamp et Estor, en admettant que ces infusoires sont dérivés des granulations moléculaires constituantes des éléments vivants et normaux, ont-ils, dans certains cas, confondu le *bacterium punctum* avec la granulation protéique des éléments anatomiques.

La panspermie, qui suppose les infusoires apportés par l'atmosphère, me semble la plus plausible; mais, j'ai hâte de l'ajouter, la panspermie ne peut expliquer la genèse des maladies virulentes, miasmatiques, maremmatiques, etc. Les virus, miasmes, effluves, ne sont pas répandus partout; mais, en revanche, il est fort légitime d'admettre répandus à profusion les germes d'une altération de la substance organisée aussi générale qu'est la putréfaction. Les travaux de Pasteur ont convaincu le plus grand nombre des esprits de la diffusion universelle des germes nécessaires à la fermentation putride.

N'avons-nous pas vu les bactéries mieux conformées et en plus grande quantité dans les foyers premiers, et cela ne semble-t-il pas prouver que lorsque l'on peut préciser le foyer originaire il est permis de voir les étincelles qui en partent ?

Il y a — qu'on ne l'oublie pas — des conditions préparatoires qui favorisent l'éclosion de ces germes : c'est l'élément individuel, avec lequel il faut compter dans tous ces problèmes pathogéniques. Un système nerveux fonctionnant mal, déprimé, produit des échanges moléculaires irréguliers, un vice général de la nutrition ; toutes conditions on ne peut plus favorables. J'ai aussi mentionné la fièvre ; et qui sait si le rôle principal de la digitale dans les maladies pyrétiques n'est pas, en enrayant ce travail désorganisateur de la fièvre, d'éloigner, par cela même, les conditions adjuvantes de la production de ces germes ? Enfin, il faut toujours une certaine quantité de matière putride pour que l'infection ait lieu. Tout s'explique donc, il nous semble, par l'hypothèse d'une fermentation primitivement locale et secondairement interne et générale.

Cela étant connu, il nous reste à voir comment s'introduit le principe morbifique dont nous venons de montrer l'existence dans les maladies putrides.

Il faut étudier cette absorption aux points de vue :

1° Des surfaces par lesquelles a lieu la pénétration ;

2° Des vaisseaux (sanguins ou lymphatiques) qui servent de voie de transport.

Au point de vue de l'absorption par les surfaces, il ne peut entrer dans notre plan de discuter toutes les opinions émises dans ces derniers temps. Les caractères spéciaux des matières putrides donnent lieu cependant à certaines considérations spéciales qui permettent d'expliquer leur facile pénétration.

Le simple contact avec la *peau* ou avec une *muqueuse* est moins efficace que l'insertion sous-cutanée, et celle-ci moins efficace que l'injection dans l'appareil vasculaire. Certaines maladies constitutionnelles constituent des conditions d'auto-infection qui ne diffèrent en rien de cette infection expérimentale (foyers de suppuration, nécroses, etc).

Pour ce qui est du *poumon*, c'est le lieu des échanges gazeux. Mais l'absorption des miasmes putrides y paraît à peu près nulle quand il s'agit, non pas de gaz, mais des injections de liquides septiques par la trachée (expérience de Feltz). Le sens de l'olfaction est comme une sentinelle mise en avant de l'appareil respiratoire, pour surveiller la nature des gaz introduits.

La *surface intestinale*, par ses produits de sécrétion, ne paraît pas être un lieu fréquent de pénétration des matières putrides. Si on ouvre l'estomac d'animaux qui se sont nourris de matières putréfiées, on trouve le contenu de ce viscère aussi peu fétide que celui d'un carnivore nourri de chair fraîche. C'est que le suc gastrique est un antiputride par excellence : notre regretté maitre Küss s'en est servi pour déterger les plaies. Remarquons cependant qu'un miasme putride peut se développer dans l'intestin, y proliférer et infecter consécutivement l'organisme, comme l'ont avancé Piorry, Hamernick, Hirtz. De même que les germes ayant franchi l'estomac sans avoir été atteints par ses acides peuvent se développer sur la muqueuse de l'intestin, et de là produire des accidents généraux.

L'encombrement, le séjour hospitalier, l'épidémie, l'air confiné réalisent des conditions dans lesquelle l'air se charge de germes putrides aussi bien que de miasmes.

Certains états pathologiques présentent aux germes atmosphériques une surface d'absorption rapide (plaies suppurantes et ulcéreuses, qui constituent en outre un foyer de pullulation pour les germes répandus à leur surface).

Quant aux transports des principes putrides, depuis leur lieu d'application jusque dans tous les tissus, il se fait par l'intermédiaire du sang ou des lymphatiques ; ces derniers vaisseaux concourent dans la plupart des cas (spécialement dans les résorptions interstitielles) à assurer le transport de ces produits. Mais lorsque l'absorption est très-rapide, dans le cas où l'organisme est impressionné en quelques heures, il faut admettre que le transport s'est fait par l'intermédiaire du courant sanguin.

Cette théorie pathogénique des fermentations putrides entraîne des corollaires thérapeutiques que nous nous bornerons à signaler en peu de mots : 1° des moyens prophylactiques ayant pour but de soustraire l'organisme au contact des germes putrides atmosphériques (aération, dissémination des malades, occlusion et désinfection des plaies, etc.) ; 2° des moyens curatifs ayant pour objet de combattre les conditions favorables au développement, dans l'intimité de l'organisme, des germes venus du dehors (moyens antipyrétiques, antiphlogistiques, névrosthéniques, etc.).

Ce point de vue est plus pratique assurément, plus logique surtout que celui qui recherche les moyens thérapeutiques dans la classe des agents dits *antiputrides*. Il s'appuie sur des observations cliniques, et non sur des expériences de laboratoire qui restreignent les phénomènes de putridité en n'observant la fermentation putride que dans les substances fermentescibles privées de vie.

CONCLUSIONS

« Veut-on avoir la connaissance la plus complète des savantes divagations et des théories les plus insignifiantes qu'on puisse se permettre en médecine, on n'a qu'à faire l'histoire de la doctrine frivole et ténébreuse d'une prétendue putridité du sang et et des humeurs, introduite par Galien, reproduite sous diverses formes par les Arabes avec des disputes et des explications interminables, et rendue ensuite générale en Europe par le faux savoir et la pédanterie des Écoles [1]. »

J'ai essayé de faire cette histoire dont parlait Pinel, et je pense avoir mis hors de doute l'existence de cette putridité du sang et des humeurs.

Curieux changement des idées humaines ! L'explication que nous pouvons en donner rappelle les théories de van Helmont et de Sylvius. Le mot est le même : c'est une fermentation. Mais la doctrine de nos jours est plus savante et plus précise.

La théorie de la putridité, pour les anciens du commencement de la période métaphysique, repose sur les quatre humeurs. Elle ne pouvait avoir aucune vitalité, puisque ses rapports étaient mal compris ou même inventés. Pour Galien et son école, c'est toute altération des humeurs. Cette idée-là devait vivre aussi longtemps que l'influence du médecin de Pergame.

[1] Pinel ; Nosographie, tom. I, pag. 225.

Plus nous avançons, plus le sens de la *putridité* semble se restreindre. Décrite seulement dans le domaine médical, tant la dénomination de Galien avait été puissante, elle est étendue d'abord à l'ordre entier des fièvres. Dans le siècle dernier, on ne cherche même à donner le nom de *fièvre putride* qu'à l'un des genres de fièvres continues.

Pinel remplace la putridité par l'*adynamie*. Broussais dit qu'elle n'est qu'une exagération des symptômes prouvant l'intensité de l'inflammation.

Quant à l'explication de la putridité, de Galien à Paracelse, l'idée d'altération des humeurs suffit amplement. Les iatro-chimistes du XVIe siècle professent que tout changement dans le mélange des humeurs est le résultat des fermentations.

Au XIXe siècle, la putridité est étudiée par les chirurgiens et les accoucheurs. L'école expérimentale provoque la septicémie et recherche toutes les conditions cliniques qui la font naître. Nous avons pu faire plusieurs groupes des causes qui sont considérées comme prédisposant à la putridité : causes pyrogènes, phlogogènes, dyscrasiques et névrolytiques.

Pour nous, *putridité morbide* est un syndrôme clinique. A la fièvre s'ajoutent de la stupeur et de l'adynamie, des hémorrhagies diverses, une suffusion ictérique, des gangrènes ; comme altérations nécropsiques, l'imbibition hémorrhagique, le ramollissement, la fonte granulo-vitreuse ou graisseuse de tous les parenchymes. Pendant la vie et après la mort, l'examen microscopique du sang, des humeurs, etc...., révèle la présence de *bactéries*, dont le nombre et les dimensions sont en rapport avec l'acuité du processus.

Pour comprendre la relation de ces faits étiologiques, symptomatiques et anatomiques, il faut assigner une place en pathologie à ces infusoires. Tout prouve que ce sont les éléments de la fermentation putride, dont les germes sont répandus partout (*pan-*

spermie); car il n'y a rien de plus fréquent que l'altération de la substance organisée : la putréfaction. Ces infusoires ne sont pas les agents spéciaux de diverses maladies spécifiques, mais bien les agents communs des mêmes phénomènes morbides qui se passent au sein de l'économie dans des conditions diverses. Ils ne sont ni le miasme, ni le virus; ils ne sont que l'agent de la putridité. Les autres conditions du sujet (éléments individuels, débilitations, système nerveux déprimé, fièvre) ne constituent qu'un état prédisposant ou préparatoire qui facilite la reproduction de ces germes.

Leur absorption peut se faire par la peau, les voies respiratoires et digestives. Quant à leur transport, depuis leur lieu d'application jusque dans tous les tissus, il se fait par l'intermédiaire des vaisseaux sanguins ou des lymphatiques.

Voilà les résultats fournis par les derniers travaux ; ils nous permettent d'envisager autrement que les anciens la pathogénie des maladies et surtout leur étiologie. Mon but était de montrer l'histoire de la putridité morbide à toutes les époques, l'évolution toujours ascendante des connaissances humaines, les erreurs du passé et les promesses de l'avenir.

Ma tâche était pénible. Comme le dit La Bruyère : « On ne fait que glaner après les anciens et les plus habiles des modernes ».

BIBLIOGRAPHIE

HISTOIRE DE LA PUTRIDITÉ MORBIDE.

BIBLIOGRAPHIE GÉNÉRALE.

LE CLERC.— Histoire de la médecine. Amsterdam, 1702.

CASTELLI (B.). — Lexicon medicum. Lipsiæ, 1713.

SWENCK (Thomas). — Hematologia, sive sanguinis historia, experimentis pass. superstructa; in-8°. Hagæcomitum, 1743.

ASTRUC. — Histoire de la Faculté de Montpellier. Paris, 1767.

AMOUREUX. — Essai historique et littéraire de la médecine des Arabes. Montpellier, 1805.

PLOUCQUET. – Litteraturæ medicæ digesta. Tubingæ, 1809, tom. III.

SPRENGEL. — Histoire de la médecine (traduction de Jourdan). Paris, 1815.

Dictionnaire (en 60 vol.) des sciences médicales. Paris, 1820. — Art. Putridité, Élément, Fièvre.

DIDEROT et d'ALEMBERT. — Encyclopédie méthodique. Paris, 1828. Mêmes articles.

Dictionnaire de médecine (en 30 volumes). Paris, 1836. Mêmes art.

ANGLADA. — Quels sont les avantages de la connaissance de l'histoire de la médecine, pour la médecine elle-même. — Thèse concours. Montpellier, 116.

LECLERC. — Sur la médecine des Arabes (Gazette médicale de Montpellier, 1854).

DELIOUX de SAVIGNAC. — Principes de la doctrine et de la méthode en médecine. Paris, 1861.

JACCOUD. — L'humorisme ancien comparé à l'humorisme moderne. Th. concours. Paris, 1863.

GUARDIA. — La médecine à travers les siècles. Paris, 1865.

ANGLADA. — Traité des maladies éteintes et des maladies nouvelles. Paris, 1869.

DARFMBERG. — Histoire des sciences médicales. Paris, 1870.

AVANT LA PÉRIODE POSITIVE.

Œuvres d'HIPPOCRATE, rad. Littré. Paris, 1841.

GALIEN. — Œuvres publ. par Daremberg. Paris, 1854.

ORIBASE. — Édition de Bussemaker et Daremberg. Paris, 1852.

AETIUS. — Œuvres traduites par Cernarius. — Collection des Artis medicæ principes. Paris, 1567.

ALEXANDRE de TRALLES. — Libri medicinales (editio princeps). Paris, 1548.

AVENZOAR. — Œuvres traduites en latin (1281) par Paravicini.

FERNEL. — Œuvres. Paris, 1567.

PARÉ (A.). — Œuvres complètes, Malgaigne. Paris.

SASSONIA (H.). — De febr. putrid. Francfort, 1600.

JOUBERT (Laurent). — Œuvres. Lyon, 1562.

VANS-HELMONT. — Ortus medicinæ. Amsterdam, 1648.

CARDAN. — Œuvres. Lyon, 1663.

SYLVIUS. — Praxis medica, lib. I : De febribus malignis, sect. III.

CHIRAC. — Traité des fièvres malignes et des fièvres pestilentielles qui ont régné à Rochefort en 1694.

BOERHAAVE. — De febribus.

BOISSIER de SAUVAGES. — Nosologie méthodique; trad. par Gouvien, Lyon, 1772.

BAUMES. — Consid. sur les causes qui font dégénérer en malignes les fièvres bénignes (Ann. de Fac. de Montp.).

Essai d'un système chimique de la science de l'homme. Nimes, 1798.

BORDEU. — Œuvres complètes publiées par Richerand. Recherches anatomiques sur la position des glandes. Paris, 1751.

BARTHEZ. — Nouveaux éléments de la science de l'homme. 2me édit. 1806.

HOFFMANN (F.). — Œuvres complètes, Genève. 1740.

SELLE. — Éléments de pyrétologie méthodique.

GRIMAUD. — Cours de fièvres, 2e édit. Montpellier, 1815.

SYDENHAM. — Encyclopédie des sc. méd. Paris, 1835.

PRINGLE. — Maladies des armées. Id.

HUXAM. — Essai sur les fièvres. Id.

LIND. — Traité du scorbut. Id.

MILMAN. — Recherches sur l'origine et le siége du scorbut et des fièvres putrides, trad. par Vigaroux de Montaigut. Montp., 1786.

Stoll. — Aphorismes. 1780.

Quarin. — Traité des fièvres et inflammations. Paris, an VIII.

Sarcone. — Histoire raisonnée des maladies observées à Naples pendant le cours de l'année 1764, trad. par Bellay.

Grant. — Recherches sur les fièvres, trad. Lefèbre. Paris, 1803.

Brown. — Élém. méd. 1779, trad. franç. par Bertin, 1805.

Pinel. — Nosographie philosophique.

Broussais. — Examen des doctrines. Paris, 1821. — De l'irritation et de la folie. — Cours de pathol. et de thérap. générales.

Monfalcon. — Déterminer les caractères de l'adynamie et des fièvres putrides avec des considérations sur les fièvres ataxiques (Journal complém., tom. XVI, XVII).

Chomel. — De l'existence des fièvres; des fièvres et des maladies pestilentielles. Paris, 1821.

Fages. — Mémoire pour servir à l'histoire critique de la fièvre Montp., 1820.

PÉRIODE POSITIVE.

Chimie et Histologie.

Saintpierre. — De la fermentation et de la putréfaction, thèse d'agrég. Montp., 1860.

Monoyer. — Des fermentations, thèse de doctorat. Strasbourg, 1862.

Lasègue. — Des ferments et des fermentations morbides (Rev. crit. avec indic. bibliogr.: Archiv. de méd., mars 1870).

Pasteur. — Compt.-rend. de l'Ac. des sc., juin 1863, 1864, tom. LII.

Willis. — Diatrite de fermentatione. 1659.

Stahl. — Zymotechnia fundamentalis. 1697.

Gay-Lussac. — Ann. chimie, XCV.

Dumas. — Traité de chimie appliquée aux arts, VI, 1843.

Béchamp. — Ann. de chim. et de phys.: 3e série, tom. XLVII (1855, 1858). — Notes sur la fermentation alcoolique (Comptes-rendus tom. LVIII, pag. 601, 1116). — Mémoire sur la néphrozymase, Montp. méd. tom. XIV, et XV.

Béchamp et Estor. — Comptes-rendus, tom. LXVI, pag. 13, 82, 421, 859; tom. LVII, pag. 523, 960; tom. LXVII, pag. 529.

Berthelot. — Comptes-rendus, I. Chim. org.

Cl. Bernard. — Arch. méd., 1848.

Tyndall. — Revue des cours scientifiques, tom. VI.

Chauveau. — Revue scient. (nos 16 et 17). 1871.

COZE et FELTZ. — Gaz. méd. de Strasbourg (1866, 1867).
HALLIER (d'Iéna). — Publications de 1866 à 1868 (Canstatt's Jart).

Chirurgie.

GASPARD. — Journ. de physiol., tom. II, pag. 1 à 45. 1822. Même journ., tom. IV, pag. 1, 69.
MORGAGNI. — Lettre 51.
QUESNAY. — Traité de la suppuration.
HUNTER. — Mémoire sur l'inflammation des veines. 1784.
RIBES. — Suppuration des veines. (Mém. de la Soc. d'émulation, tome VIII, 1816, et Revue méd., juillet 1826.)
MAGENDIE. — Leçons sur les phén. phys. de la vie.
LEURET. — Essai sur l'altération du sang. Thèse Paris, 1826.
TROUSSEAU et DUPUY. — Expériences et observations sur les altérations du sang..., in Arch. de méd., pag. 378 (1826).
HAMONT. — Journ. prat. de méd. vétér., pag. 481. 1827.
MARÉCHAL. — Thèse Paris, 1828.
DANCE. — Mém. in Arch. de méd., pag. 169. 1828.
CASTELNAU et DUCREST. — In mém. de l'Acad. des sc., 1846.
SÉDILLOT. — De l'infection pur. ou pyohémie. Paris, 1849.
VIRCHOW. — Pathol. cellulaire. — Arch. Méd. réform., 1848, et Gesammelte Abhandlungen. Berlin, 1856.
BLUM. — De la septicémie chirurg. aiguë, n° 286 ; thèse Strasbourg, 1870, et Gaz. méd. Strasbourg, n° 7. 1870.
BILLROTH. — Archives für klin. Chirurgie, tom. VI, pag. 103. 1864.
WEBER. — Arch. für klin. Chirurg., tom. V, et Deutsche Klinik. 1864 et 1865.
BERGMANN. — Das putride Gift und die putride Intoxic. Dorpat, 1868.
HEMNER. — Exper. studien über die Wolkung faulender Stosse auf den thier. Organismus. 1866.
STIEK. — Annalen den Charité. Berlin, 1853.
LEPLAT et JAILLARD. — Compte-rendu Ac. des sc., pag. 250. 1864.
DAVAINE. — Rec. de méd. vétér., avril 1868. — Compt.-rend., t. LVII, pag. 230-240.
BILLROTH. — Langenbeck's Archives, tom. IV, n° 1. 1864.
PITHA ET BILLROTH. — Compendium de chirurgie : art. Septicémie par HUTER.
CHASSAIGNAC. — Mém. lu à l'Acad. des Sc. 1853.
ROBIN. — Comp.-rend. de la Soc. de Biologie. 1868.
RAIMBERT. — Traité de la pustule maligne.
LEMAIRE. — Traité de l'acide phénique. 1865.

Polli (de Milan). — Du traitement des mal. infect. par les sulfites. Milan, 1866.

Obstétrique.

Indications nombreuses. Voir la Thèse, pag. 84 et 86.

Béhier. — Clin. méd. Paris, 1864.

Lucas Championière. — Th. Paris, 1870.

Tonnelé. — Arch. gén. de méd., tom. XXII, pag. 351.

Castan. — Traité des fièvres (fièvre puerpérale). Montp., 2e édition, 1872 ; et 1re édit., 1864.

Médecine.

Chomel. — Path. gén., 1re édit. 1817.

P. Frank. — Traité de méd. prat., trad. par Goudareau. Paris, 1842.

J. Frank. — Path. int. (trad. de Bayle. Paris, 1857.)

Bayle. — Élém. de path. méd. Paris, 1856.

Rochoux. — Mém. sur les mal. avec ou par altér. du sang. (Arch. de de méd., tom. XIII, février 1827).

Dubois (d'Amiens). — Path. gén. Paris, 1835.

Chomel. — Clin. méd. Paris, 1834.

Louis. — Rech. sur la fièv. typh. Paris, 1829.

Bretonneau. — De la dothiénentérie. (Arch. de méd. 1826.)

Bouillaud. — Art. Fièvre et Humorisme, du Dict. en 60. — Mém. in Journ. hebd. 1835. — Nosographie. — Traité des fièvres.

Parmentier et Deyeux. — Mém. sur le sang. 1794.

Denis (de Commercy) — Lecanu. — Recherches sur le sang.

Donné. — Cours de microscopie. Paris, 1844.

Piorry. — Traité des altérations du sang. 1840.

Andral et Gavarret. — Mémoires Acad. des sc. 1840 ; Mém. in Ann. de Chim. et de phys., tom. LXXV, 1840 et 1842 ; tom. V.

Andral. — Essai d'hématologie path. Paris, 1843.

Piorry. — Traité de méd. prat. Paris, 1847.

Forget. — Principes de thérapeutique. Paris, 1860.

Monneret. — Pathologie générale. Paris, 1857.

Jaccoud. — Thèse de concours. 1863. — Pathologie interne. 1870.

Griesinger. — Traité des mal. infect., trad. Lemattre. Paris, 1868.

Bernheim. — Des fièvres typhiques. — Thèse conc. Strasbourg, 1868.

Coze et Feltz. — Recherches sur les maladies infectieuses (état du sang et présence des ferments). Paris, 1872.

TABLE DES MATIÈRES

INTRODUCTION v

HISTOIRE DE LA PUTRIDITÉ MORBIDE 6

Période théologique 9

Temps homériques 9

Période métaphysique 13

Hippocrate 13
D'Hippocrate à Galien 14
Galien 18
Débuts du Christianisme. — Les Arabes 20
Du XIIIe siècle à la Renaissance 22
Le XVIe siècle : Paracelse, van Helmont.—Chimisme 24
Différentes écoles du XVIIe et du XVIIIe siècle 26
L'Hippocratisme au XVIIe et au XVIIIe siècle 29

Période positive 46

Exposé des résultats fournis par la chimie et l'histologie 48
Notions générales sur les fermentations 48

La putridité en chirurgie 60

Gaspard 60
De Gaspard à Virchow 68
Virchow 70

La putridité en obstétrique 84
La putridité en médecine 92

Depuis Broussais jusqu'à nos jours 92

REVUE CRITIQUE 115

CONCLUSIONS 131

Index bibliographique 134

www.ingramcontent.com/pod-product-compliance
Ingram Content Group UK Ltd.
Pitfield, Milton Keynes, MK11 3LW, UK
UKHW012042240726
13965UKWH00003B/975

9 782013 597135